U0100347

大展好書　好書大展

品嘗好書　冠群可期

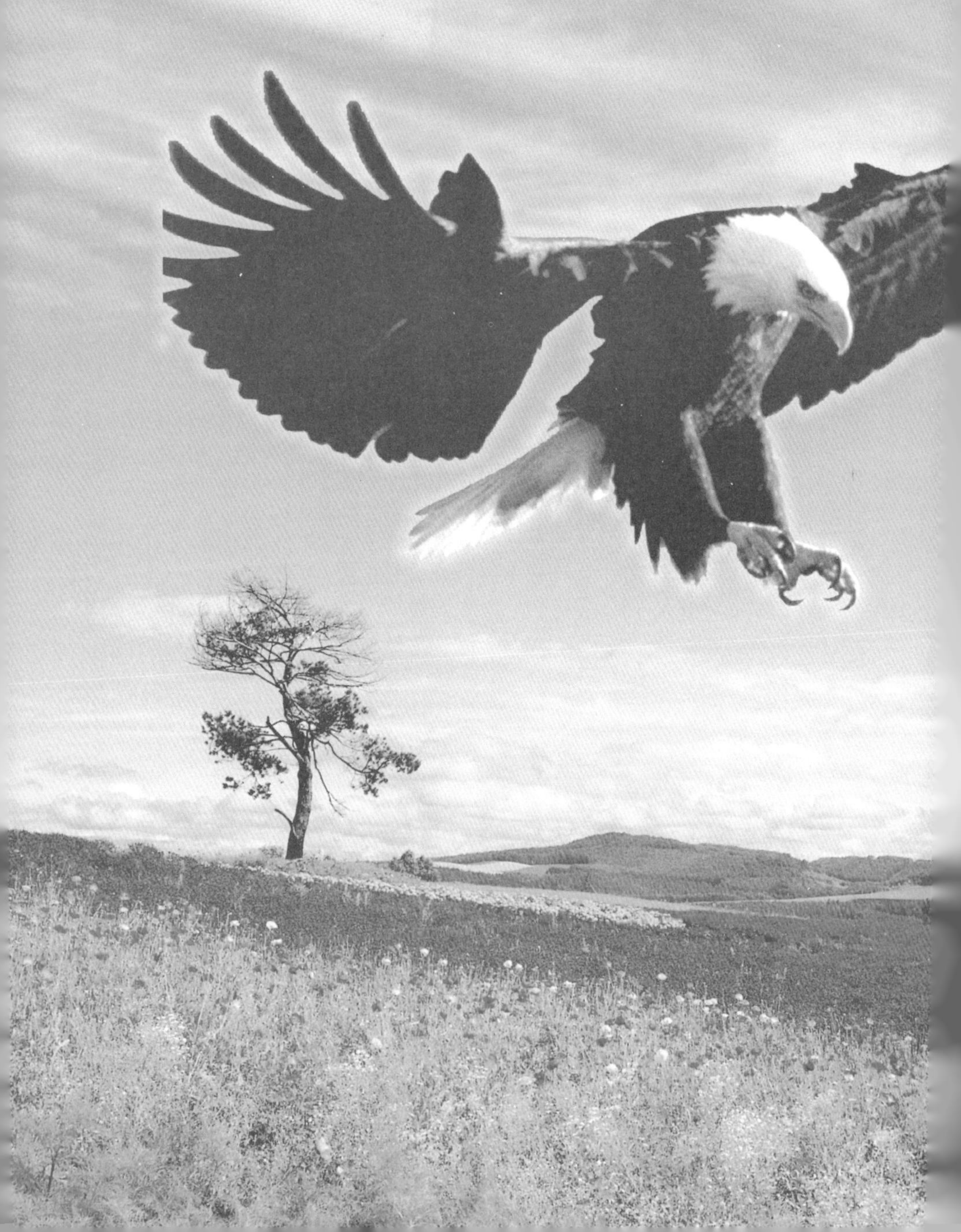

大展好書　好書大展

品嘗好書　冠群可期

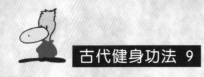

冠軍教您養生功
八段錦

董國興　甘泉　編著

大展出版社有限公司

編委會

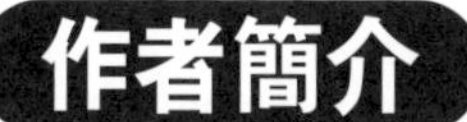

作者簡介

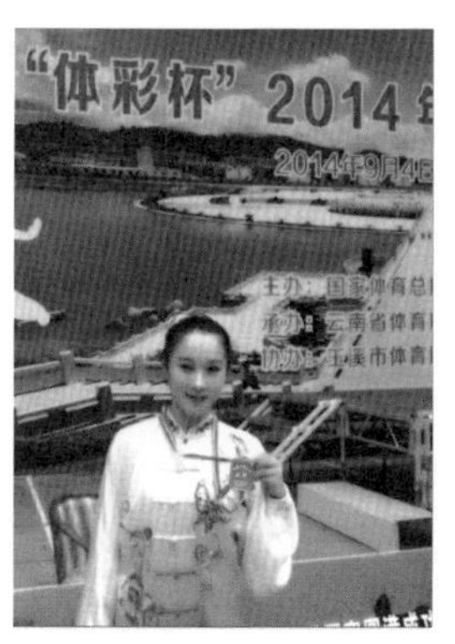

甘泉　女，河南信陽人。國家級運動健將；中華人民共和國國家級社會體育指導員，全國援外教練員；三武挖整健身氣功組技術總指導，火烈鳥武術圖書企畫室副主任。

甘泉自幼習武，12歲即進入河南省武術隊；2007年，被選進鄭大體院健身氣功集訓隊，專修健身氣功競賽功法。經過苦練，她多次在大賽上獲得冠軍，成績斐然。

2010年，甘泉在全國健身氣功交流大賽中，榮獲易筋經項目冠軍；同年3月，她受邀出訪巴西、哥斯大黎加、多明尼加等國進行表演和交流。

2011年，榮獲全國健身氣功競賽八段錦項目第一名、商丘市「木蘭杯」健身運動表演賽五禽戲項目優勝獎。

2012年，榮獲全國健身運動會五禽戲項目一等

獎；榮獲「信陽毛尖杯」健身運動表演賽十二段錦項目一等獎，並被授予站功十二段錦「創新鼓勵獎」和「信陽市精神文明運動獎」。

2013年，受邀參加河南代表隊並表演「直通春晚·太極梅花樁」節目，獲得盛讚。

2014年9月，榮獲「體彩杯」全國健身氣功表演賽金牌。

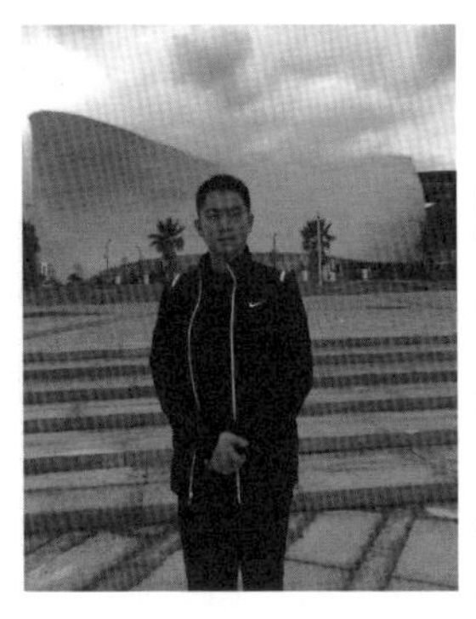

董國興 男，漢族，河南淮陽人。中共黨員，體育教育學碩士，副教授；國家級武術健將，中國武術六段；河南省太極拳隊主教練，鄭州大學體育學院健身氣功集訓隊主教練。

董教練在執教期間，帶出不少競賽精英，如甘泉、馬建超、張振興等，這些隊員在全國健身氣功交流賽、全國武術套路錦標賽、全國武術套路冠軍賽、全國太極拳錦標賽、全國青少年武術套路錦標賽等眾多重大武術比賽中，共獲得58個冠軍、26個亞軍、32個季軍，成績優異，為中華武術的發展和健身運動的普及推廣做出了貢獻。

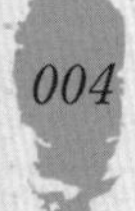

內容簡介

八段錦由八節動作內容組成，是我國非常優秀的古傳養生術，它不僅簡單易學，而且功效顯著，透過長期習練，能很好地激發自身調理能力，祛病強身，達到身心健康、延年益壽的目的。八段錦是國家正在大力推廣的「健身氣功」運動項目之一。

宋代洪邁所著《夷堅志》中記載：「政和七年，李似矩為起居郎……嘗以夜半時起坐，噓吸按摩，行所謂八段錦者。」這是迄今所發現的、最早的八段錦文獻資料。說明北宋已有八段錦傳習。

《峨眉藥王仙功八段錦秘譜》譽其養生作用很大：「體形有可癒之疾。人若善攝生，當可少於病。八段諸術，動形行氣，舒筋柔骨；開泄腠理，活血通經；眾邪辟除，康命安樂。」

本功吸收了諸多八段錦練法精華，推陳出

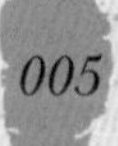

新，動作規範，架勢美觀，簡潔易練，在全國已漸成普及之勢！

【本功特點】

1. 柔和緩慢，圓活連貫。

2. 鬆緊結合，動靜相兼。

3. 神與形和，氣寓其中。

【本功要點】

1. 鬆靜自然。

2. 準確靈活。

3. 練養相兼。

4. 循序漸進。

目錄

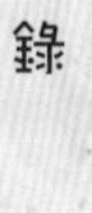

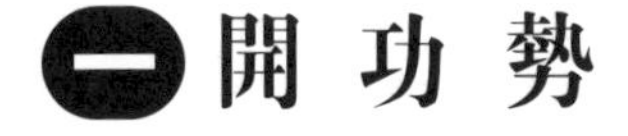

一 開功勢

【歌訣】

兩腳分開平行站，

橫步要與肩同寬。

頭正身直鬆腰胯，

兩膝微屈對腳尖。

雙臂鬆沉抱腹前，

掌指放鬆須自然。

凝神調息垂雙目，

靜默呼吸沉丹田。

【練法】

1. 正身併步直立。兩臂自然下垂，兩掌貼於大腿外側，虎口向前。目視前方。（圖1–1）

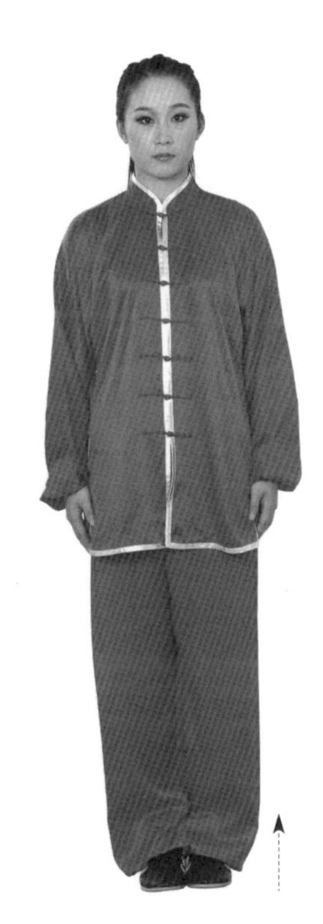

圖1–1

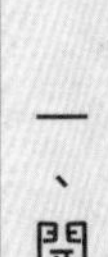
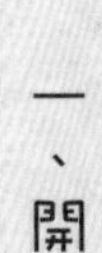
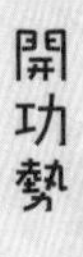

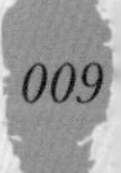

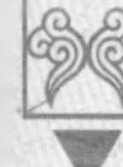

2. 身體重心移於右腿，膝部略屈。左腳跟緩緩提懸，腳尖點地。（圖1–2）

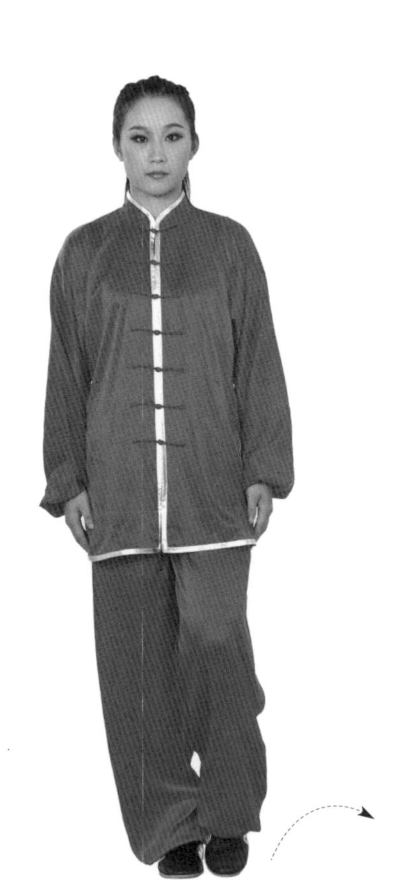

圖1–2

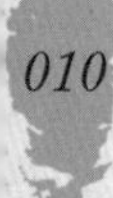

3. 接著，左腳向左側開步，約與肩同寬。（圖1–3）

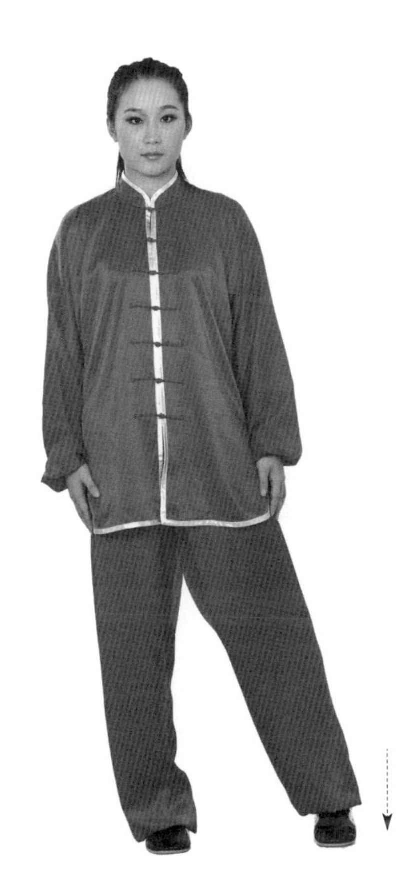

圖1–3

4. 左腳跟落地踏實，兩腳平行，成正身開步直立。目視前方。（圖1–4）

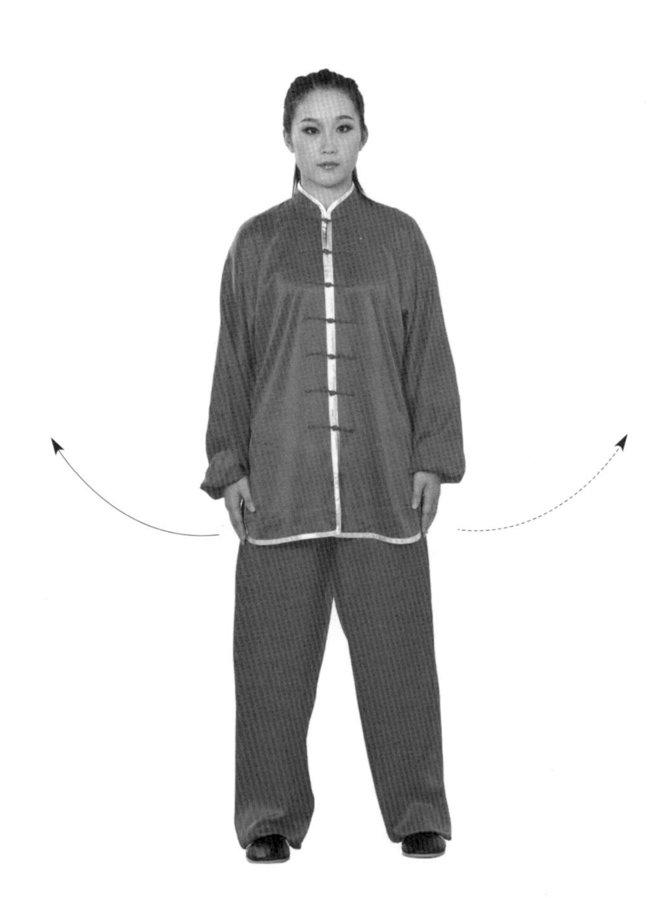

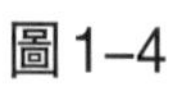
圖1–4

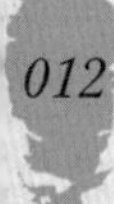

5. 兩臂內旋，兩掌轉成掌心向後，掌尖向下。（圖1–5）

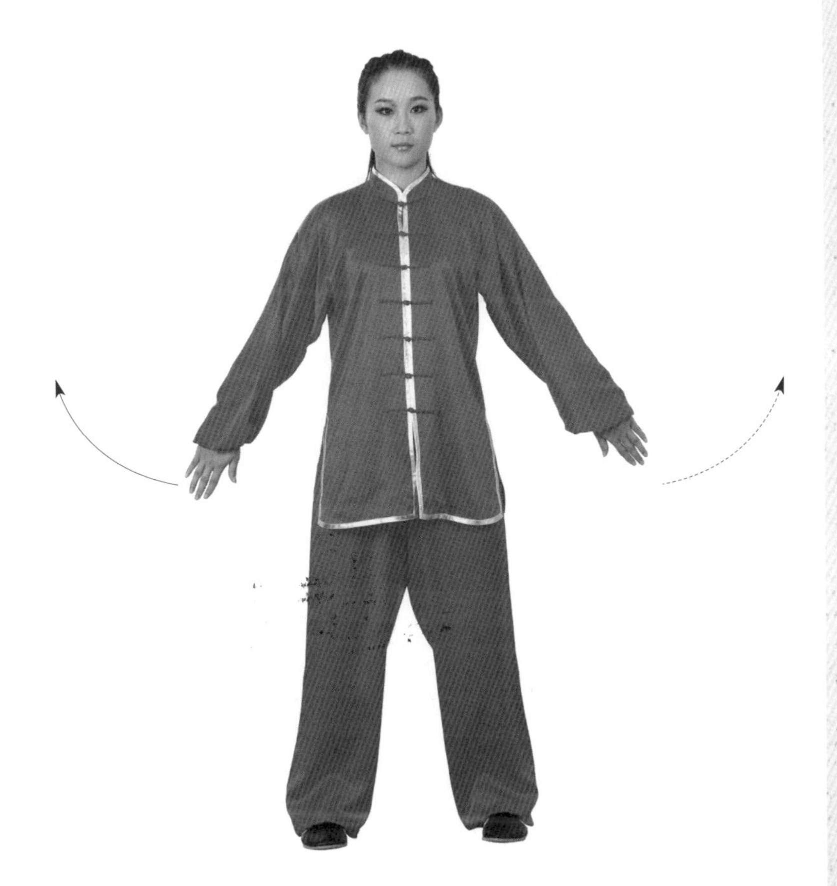

圖1–5

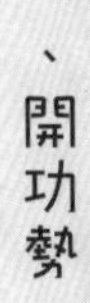

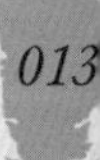

6. 動作不停。兩掌分別向兩側擺起，掌心向後，虎口向下。目視前方。（圖1-6）

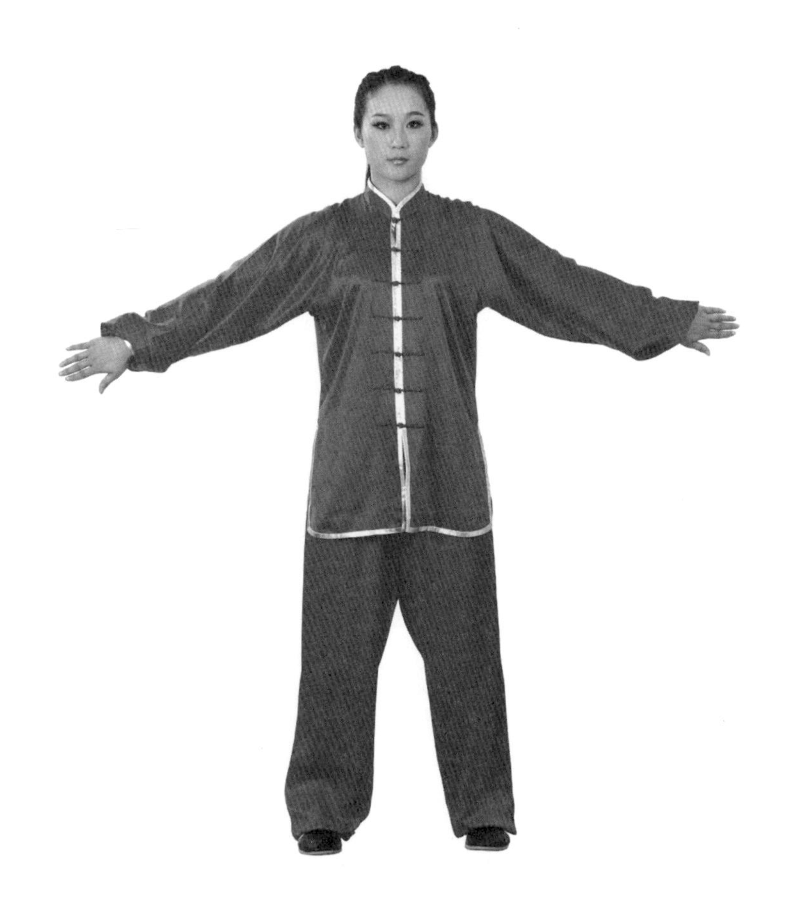

圖1-6

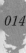

7. 身體重心緩緩下沉，兩腿膝關節稍屈。同時，兩臂外旋，兩掌轉成掌心向前，虎口向上。目視前方。（圖1–7）

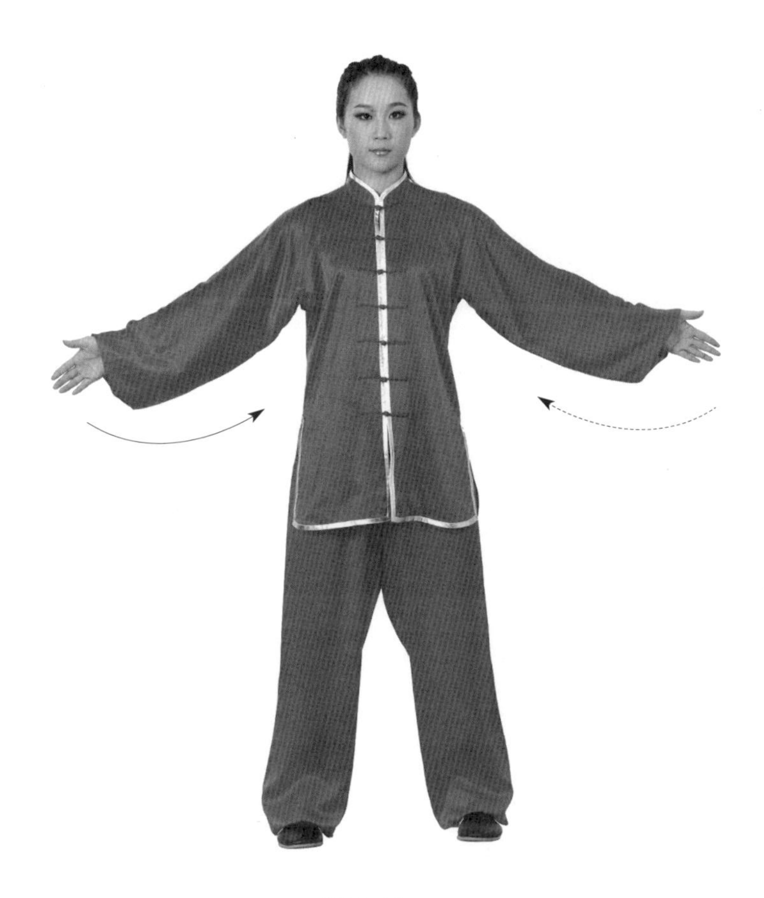

圖1–7

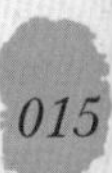

8. 兩掌繼續向前合抱於腹前成圓弧形，與臍同高，掌心向內，兩掌指間距約10公分，虎口向上，掌尖相對。目視前方。（圖1-8、圖1-9）

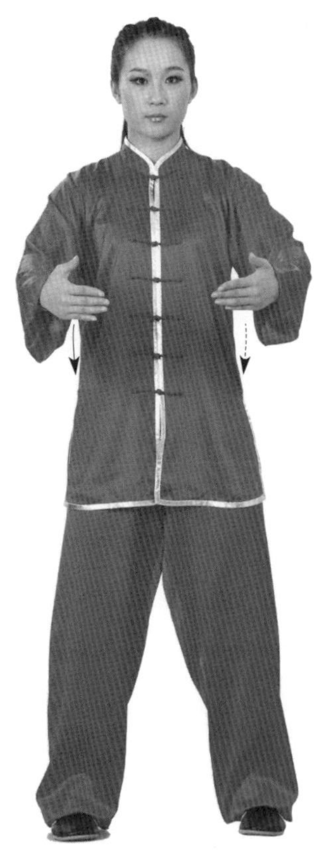
圖1-8

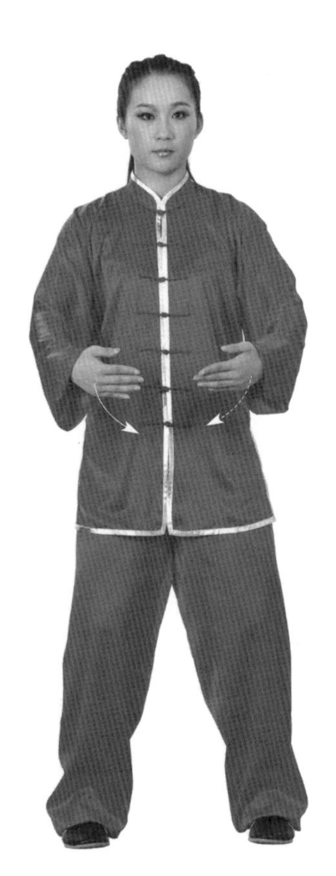
圖1-9

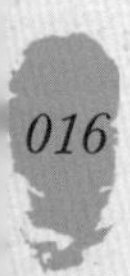

【要點】

1. 頭正體鬆，下頷微含，胸部寬舒，腹部鬆沉。

2. 沉肩墜肘，掌尖相對，拇指放平。

3. 兩膝微屈，膝關節不超越腳尖，兩腳平行站立，上體中正。

4. 呼吸自然，心靜體鬆，調息順暢。

【手形】

1. 荷葉掌。（圖1–10）

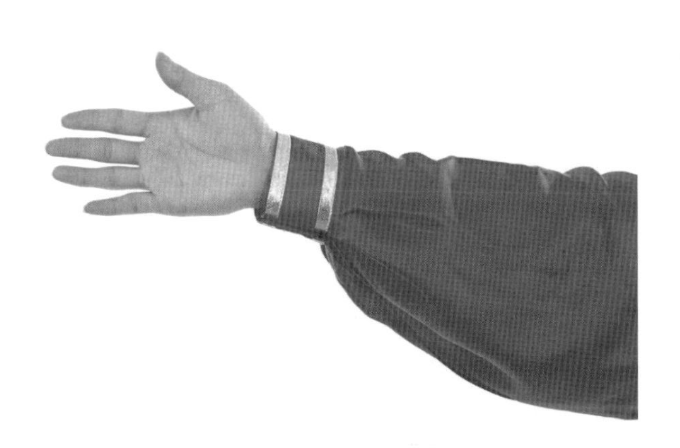

圖1–10

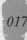

2. 小八字掌。（圖1–11）

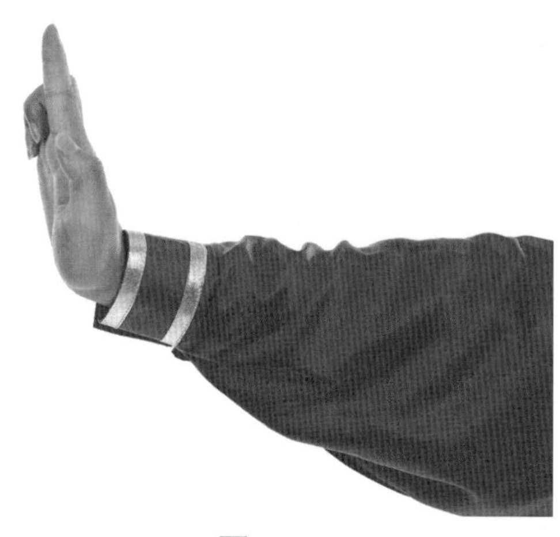

圖1–11

3. 鷹爪。（圖1–12）

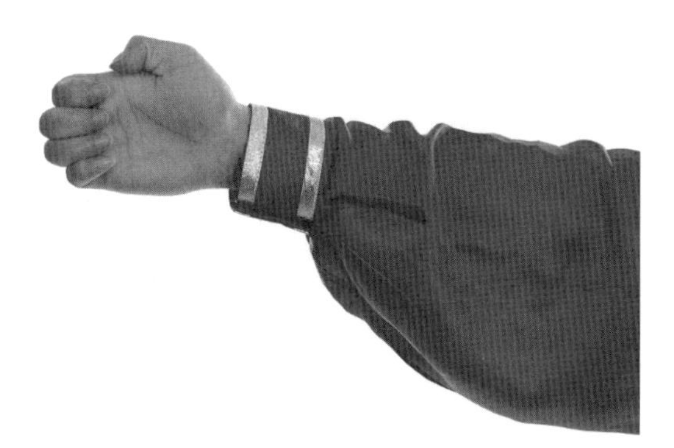

圖1–12

4. 握固。（圖1–13）

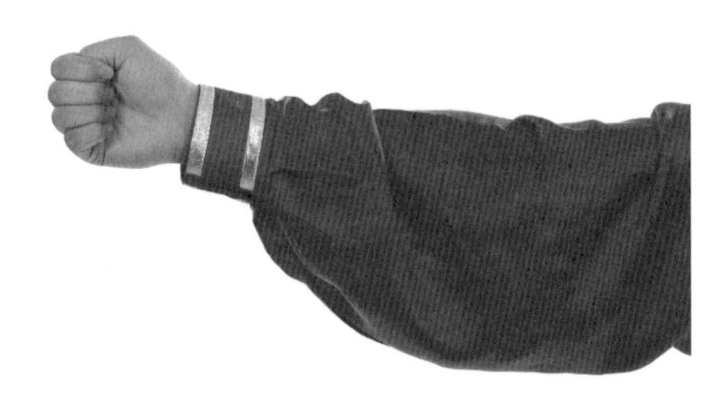

圖1–13

【步形】

馬步。（圖1–14）

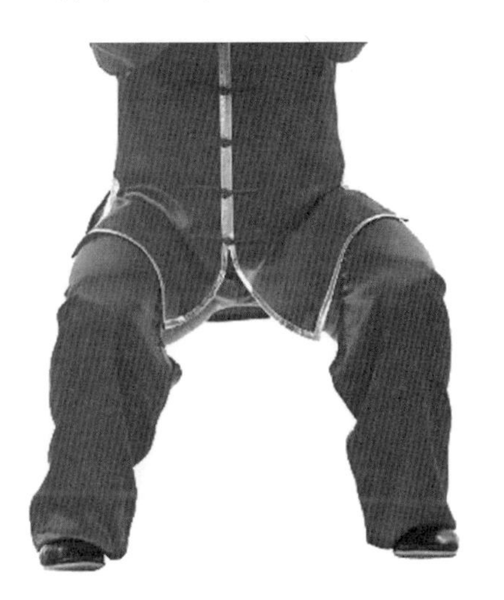

圖1–14

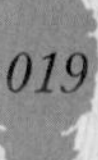

二 兩手托天理三焦（一段錦）

【歌訣】

十指交叉小腹前，
翻掌向上意托天。
左右分掌撥雲勢，
雙手捧抱勢還原。
勢隨氣行須緩慢，
一呼一吸一周旋。
呼氣盡時停片刻，
隨氣而成要自然。

【練法】

1. 兩臂外旋，兩掌微下落，兩虎口向前，落在腹前。（圖2-1）

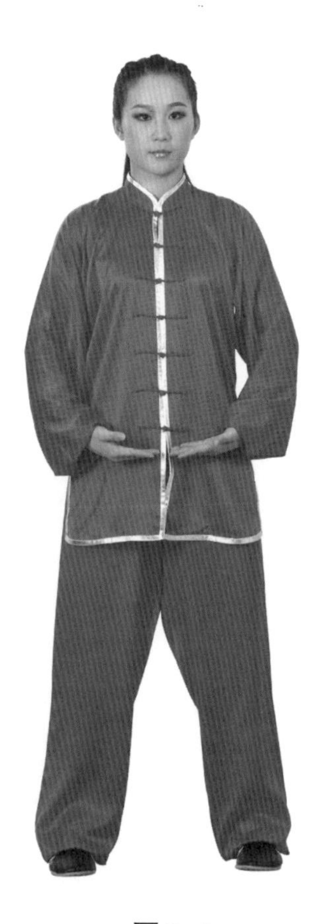

圖2-1

2. 兩掌手指分開，相互交叉於小腹前，掌心向上。目視前方。（圖2–2）

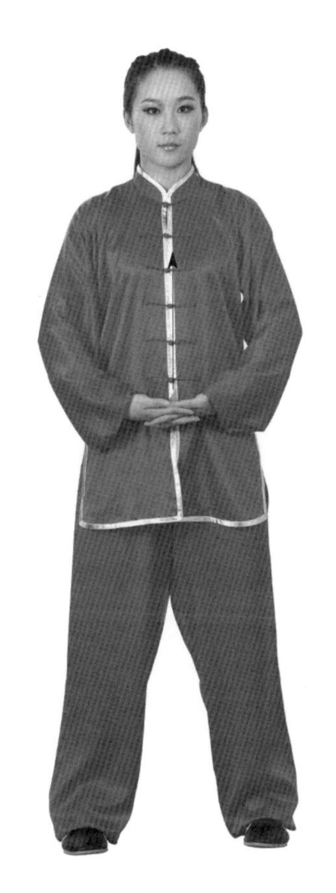

圖2–2

3. 兩掌沿腹前中線緩緩上托，肘臂屈抬，至胸前膻中穴部位。（圖2–3）

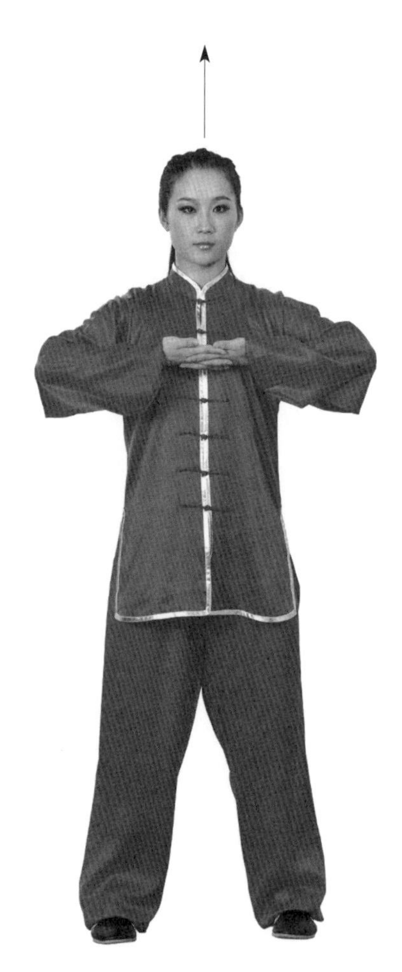

圖2–3

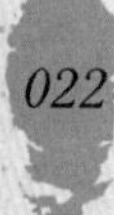

4. 接著，兩臂內旋伸直上舉，兩掌上托，直至臂直。仰面，目視掌背，動作略停。（圖2–4）

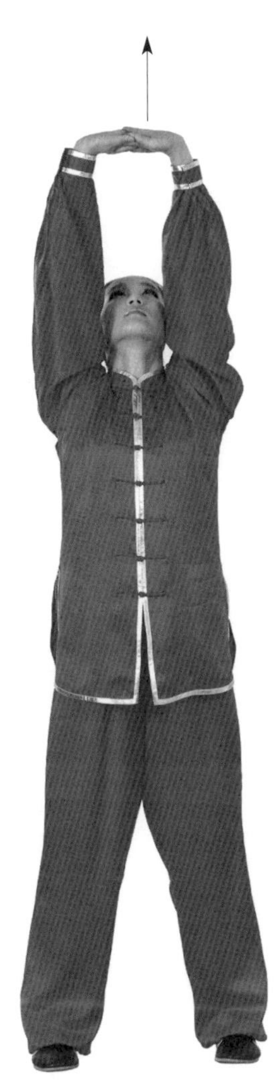

圖2–4

5. 兩臂繼續上托撐緊，肘關節伸直。同時，下頜內收。目視前方，動作略停。（圖2–5）

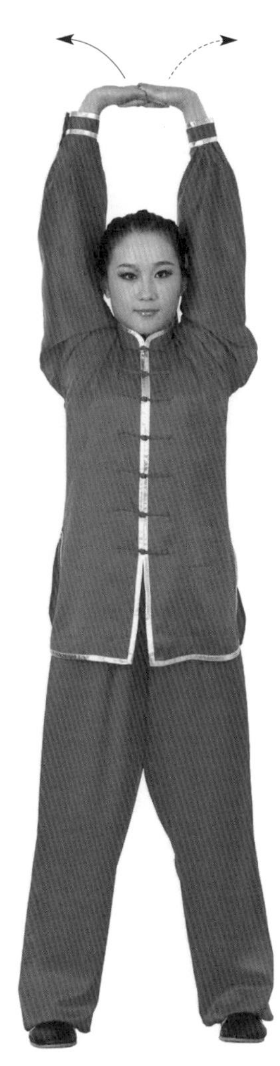
圖2–5

6. 正頭頸，目平視前方。身體緩緩放鬆，鬆肘臂，兩掌十指鬆開。（圖2-6）

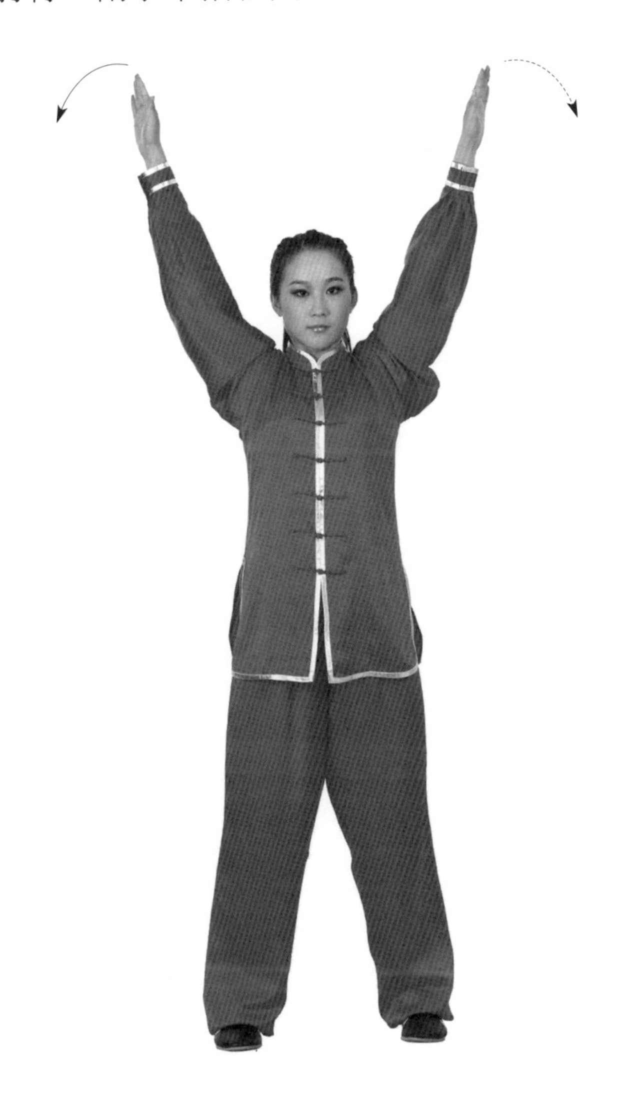

圖2-6

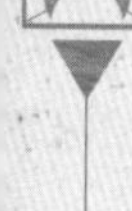

7. 兩掌緩緩向兩側分開，兩臂至與肩平時，掌心向外，掌尖向上。目視前方。（圖2-7、圖2-8）

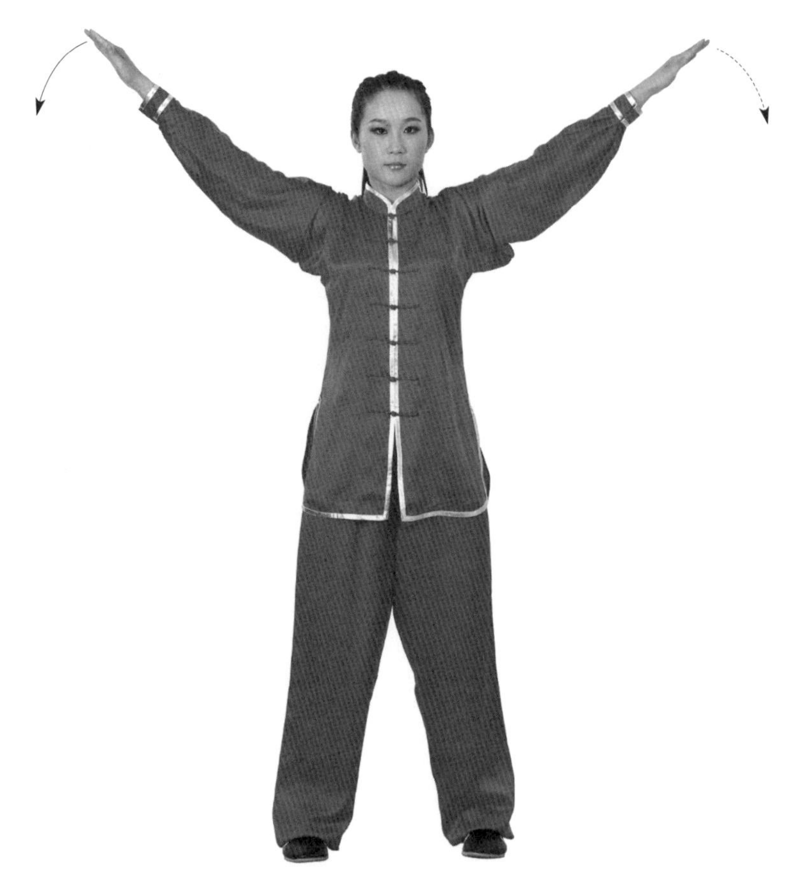

圖2-7

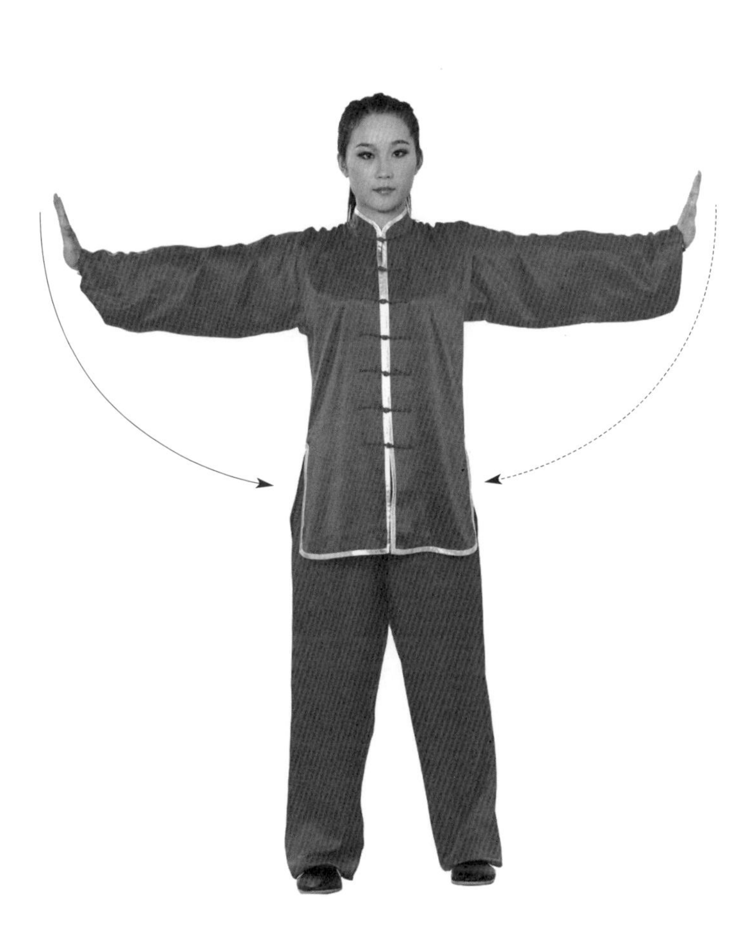

圖2–8

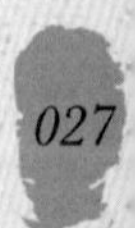

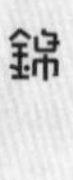

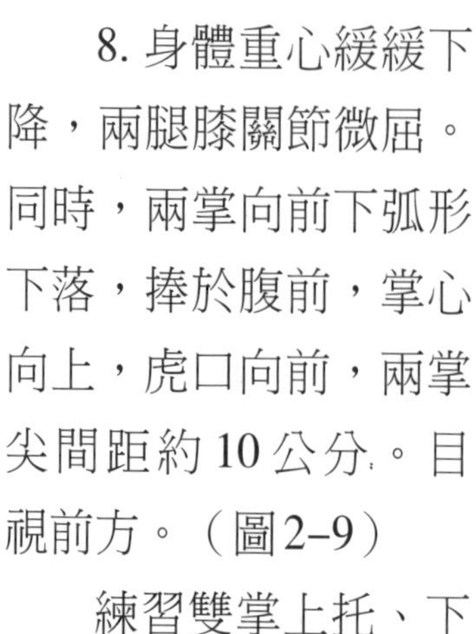

8. 身體重心緩緩下降，兩腿膝關節微屈。同時，兩掌向前下弧形下落，捧於腹前，掌心向上，虎口向前，兩掌尖間距約10公分。目視前方。（圖2–9）

練習雙掌上托、下落為一遍，共做6遍。

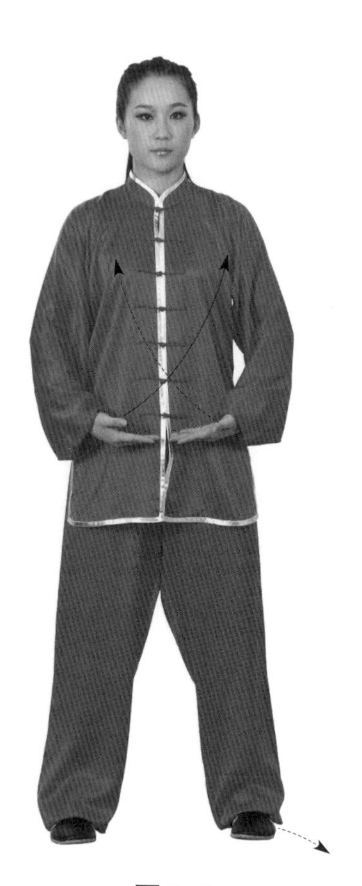

圖2–9

【要點】

1. 在向上托舉時，當兩臂展開後，兩肩要隨兩臂的伸舉繼續向上充分伸展，直至將身體舒展開來。由兩肩的充分伸展，可以使習練者的肺、肝、胃等臟腑器官得到舒展。當兩臂由體側下落時，要求由腰至胸、由胸到肩依次放鬆，兩手或兩臂順勢分開，從身體兩側下落於腹前。這時軀幹的放

鬆，可以使擴張後的胸腹腔還原，臟腑器官得到放鬆。內臟器官在一張一縮、一緊一鬆中得到相應的調和，從而達到調理「三焦」的作用。

2.「兩手上托」動作是指腹前交叉的兩掌上托至胸部後，兩臂內旋，掌心向上托起，同時抬頭目視兩掌，直至兩臂伸直的動作過程，然後，兩臂外旋微下落，目視前方。在該勢動作的練習中，有的習練者將「兩手上托」做成兩肩鬆懈、兩臂前上舉、眼睛向斜上注視兩掌、兩肘微屈的動作，這樣既不舒展，也不美觀，更無好的健身效果。

3. 兩臂上舉，要求兩肩充分展開並向上盡力伸展，使全身上下充分舒張。要糾正兩手上托時的鬆肩、含胸問題，兩掌必須要有意識地向上伸展，充分上頂，使腰腹伸展，胸部擴展。當然，患有頸椎疾病、肩周炎或有頭暈等病症者，抬頭動作要適當，伸展動作也不要過於強硬。

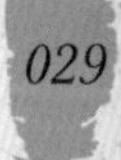

三 左右開弓似射雕（二段錦）

【歌訣】

馬步下蹲要穩健，

雙手交叉左胸前。

左推右拉似射箭，

左掌食指豎朝天。

勢隨腰轉換右勢，

雙手交叉右胸前。

右推左拉眼觀指，

兩掌收回勢還原。

【練法】

1. 身體重心右移，左腳向左側開步，兩腳間距約比肩寬，兩腿膝關節自然伸直。同時，兩掌向上交叉於胸前，右掌在裡，左掌在外，兩掌心向內，虎口向上。目視前方。（圖3–1、圖3–2）

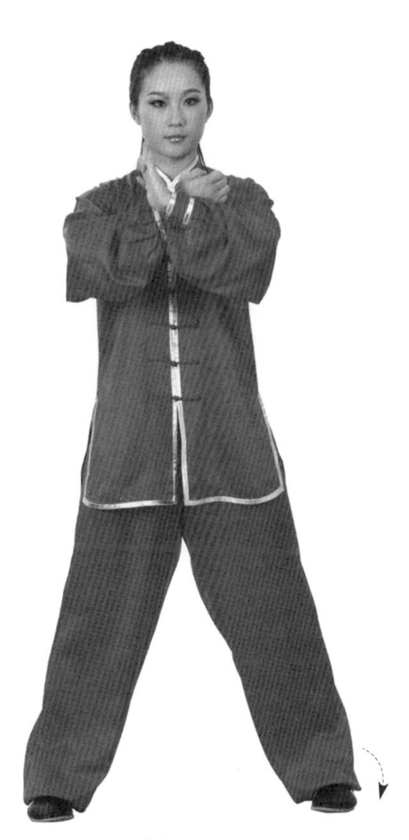

圖3-1

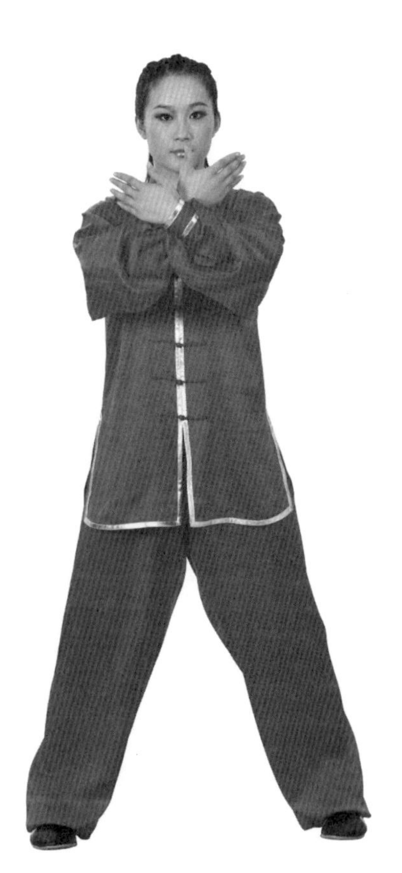

圖3-2

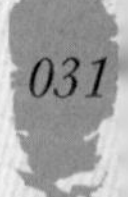

2. 兩腿徐緩屈膝。同時，右掌屈指成「鷹爪」（扣弓弦狀），手心向裡，虎口向上；左掌食指伸直，拇指張開（稍扣），餘三指屈節，成「小八字掌」於左胸前。（圖3–3）

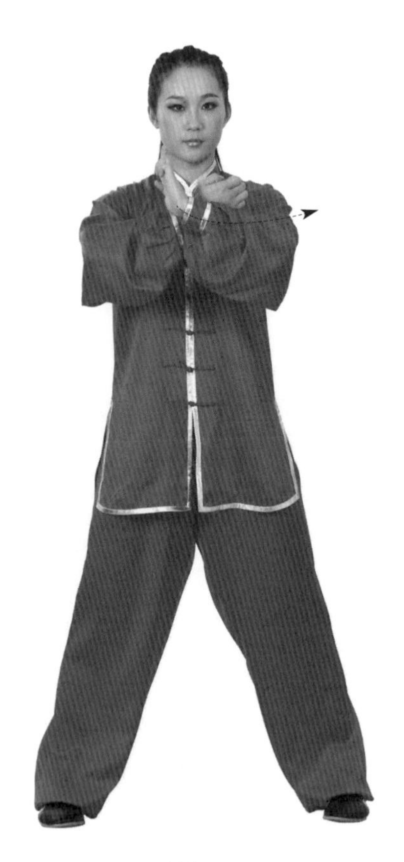

圖3–3

3. 動作不停。兩腿屈膝蹲成馬步。同時，右手屈臂向右拉，至右肩前，肘尖向外，虎口向上；左臂內旋，向左側推出，與肩同高，坐腕豎掌，掌心向左，猶如拉弓射箭之勢。動作略停，目視左食指尖。（圖3-4、圖3-5）

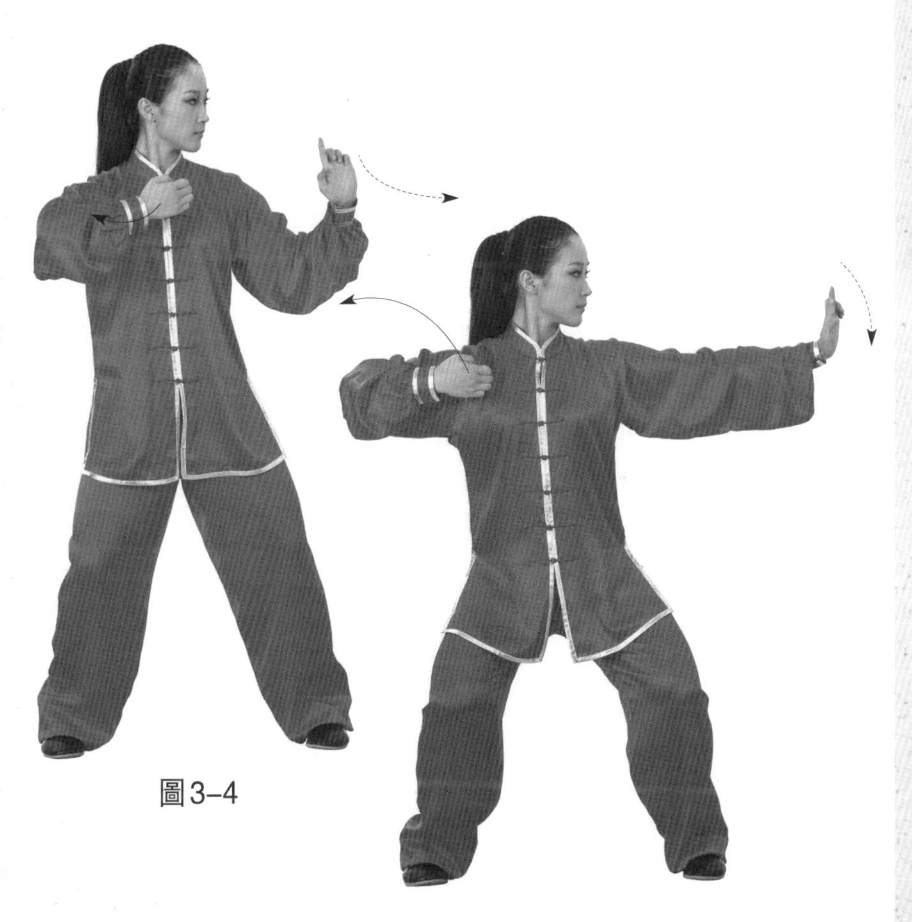

圖3-4

圖3-5

4. 兩臂放鬆，兩大腿略起，身體重心右移，左腿緩緩蹬直，成右弓步。同時，右掌向上、向右畫弧，與肩同高，掌尖向上，掌心斜向前；左掌伸指成「荷葉掌」掌心斜向後，兩臂與肩平。目視右掌。（圖3–6）

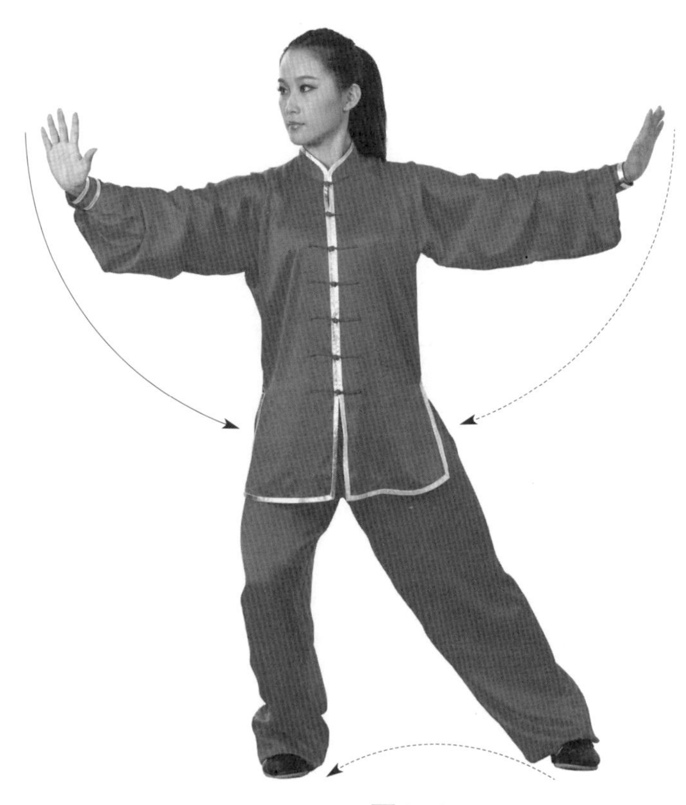

圖3–6

5. 動作不停。重心右移，左腳回收成併步，正身直立。同時，兩掌分別由兩側捧於小腹前，掌尖相對，掌心向上，兩掌尖間距約10公分。目視前方。（圖3–7）

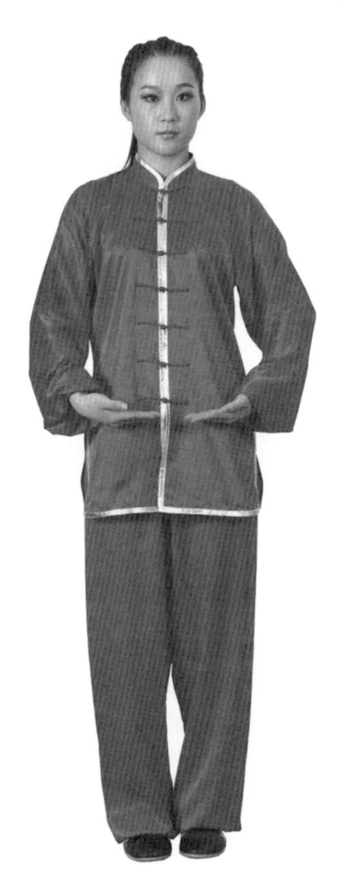

圖3–7

6. 接著，做右勢，動作與左勢相同，唯方向相反。（圖3-8～圖3-14）

練習一左一右為一遍，共做3遍。

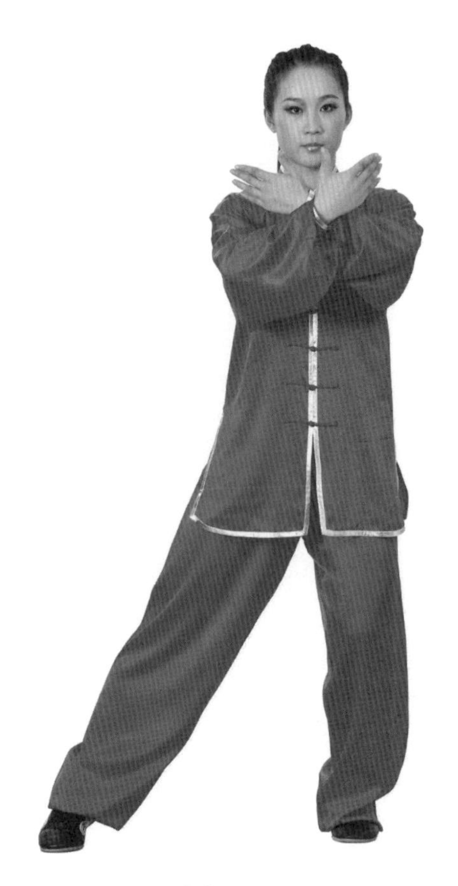

圖3-8

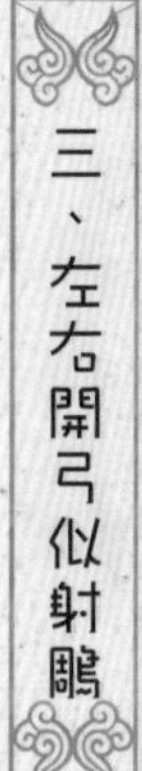

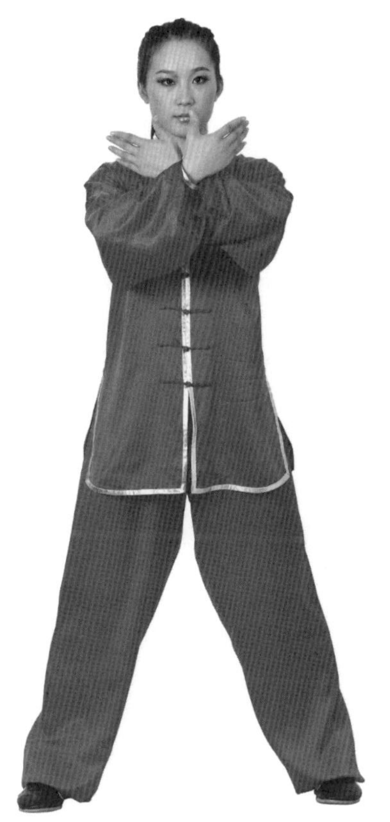

圖3-9

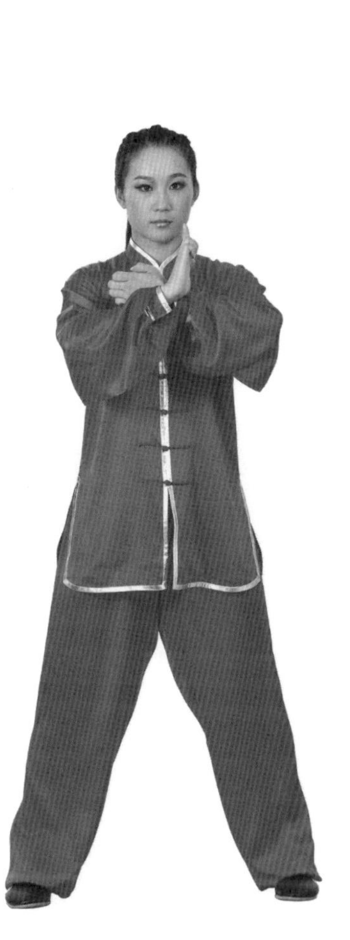

圖3-10

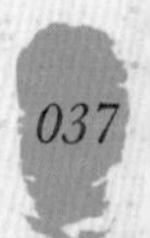

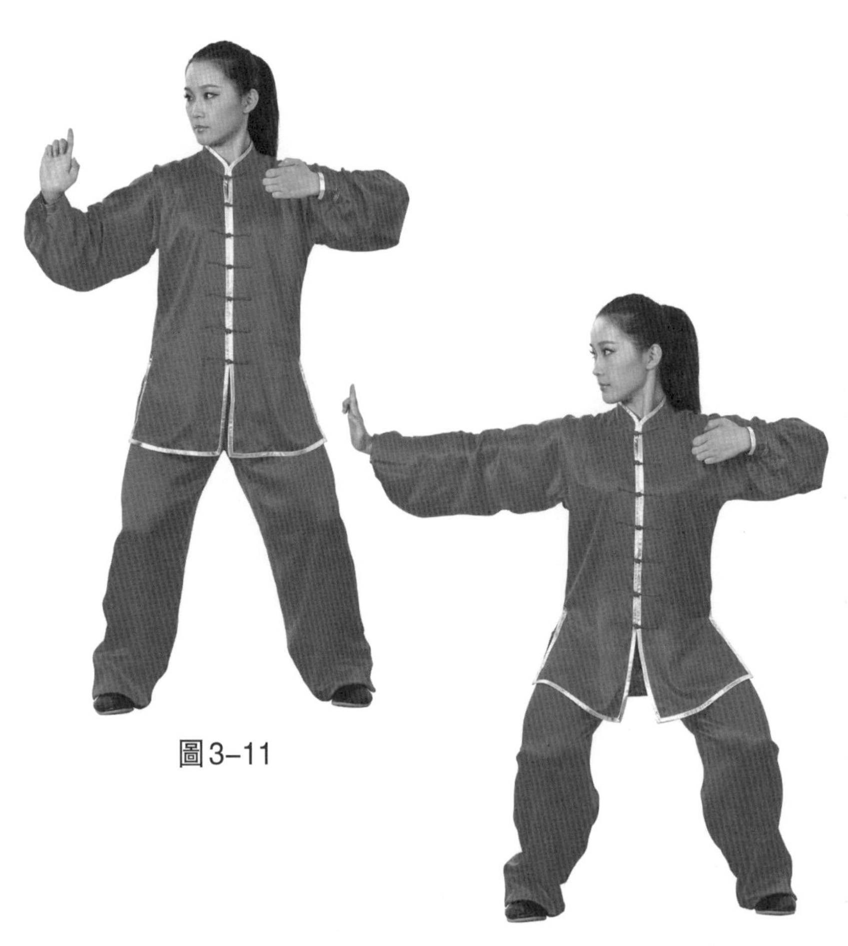

圖3-11

圖3-12

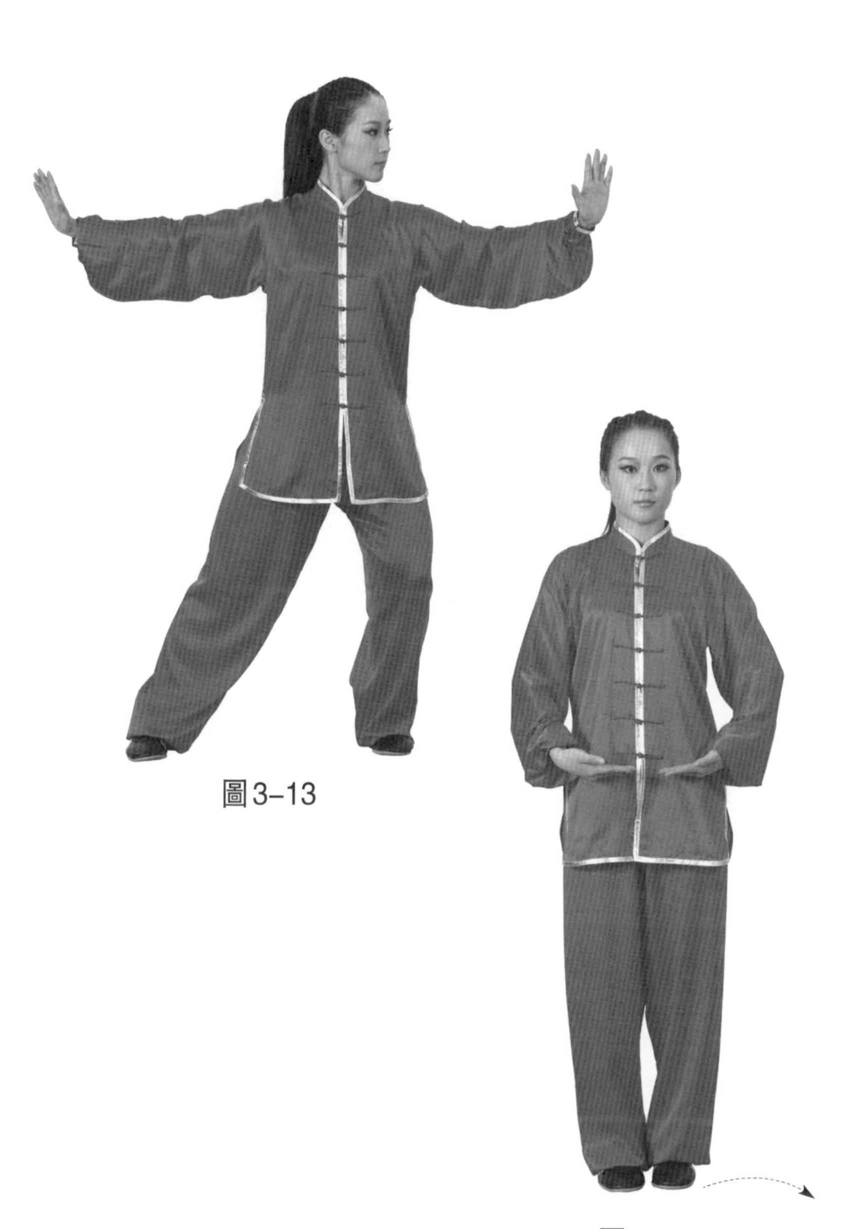
圖3-13
圖3-14

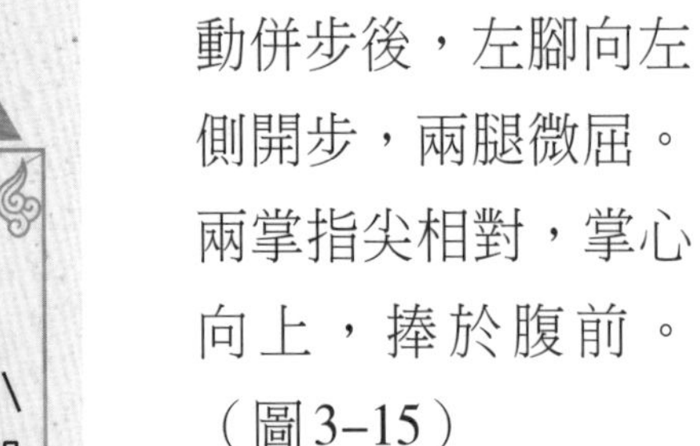

7. 第三遍最後一動併步後，左腳向左側開步，兩腿微屈。兩掌指尖相對，掌心向上，捧於腹前。（圖3–15）

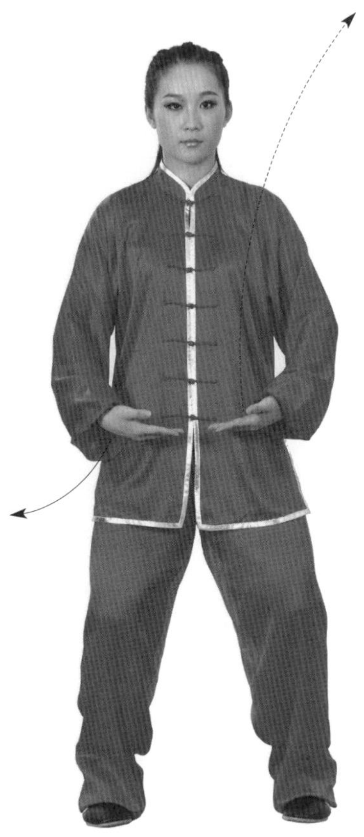

圖3–15

【要點】

1. 側拉之手在五指併攏屈握時，指腹屈近於指根節處，拇、食二指指尖相扣，肩臂放平。

2. 「小八字掌」側撐需屈腕、豎指，掌心含空，肘臂伸直。

3. 上體保持正直，開胸擴肩，兩臂要保持相對抻拔，馬步要穩，兩腳保持平行，腳趾抓地扣緊。

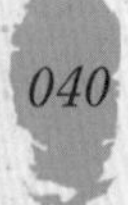

四 調理脾胃單臂舉（三段錦）

【歌訣】

雙手重疊掌朝天，左上右下臂捧圓。

左掌旋臂托天去，右掌翻轉至髀關。

雙手均沿胃經走，換臂托按一循環。

呼盡吸足勿用力，收勢雙掌回丹田。

【練法】

1. 兩腿緩緩挺膝伸直。同時，左掌上托，左臂外旋上穿經面前，隨之臂內旋，舒胸展體，上舉至頭的左上方，力達掌根，掌尖向右與肩井穴在同一條垂直線上；右掌隨臂內旋，下按至右髖旁，力達掌根。動作略停2秒鐘，目視前方。（圖4–1）

2. 隨後，鬆腰沉髖，身體重心緩緩下降，兩腿膝關節微屈；同時，左臂屈肘外旋，左掌經面前下落於腹前；右臂外旋，右掌向上捧於

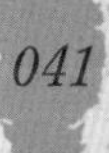

腹前。兩掌指尖相對，相距約10公分，掌心向上。目視前方。（圖4-2）

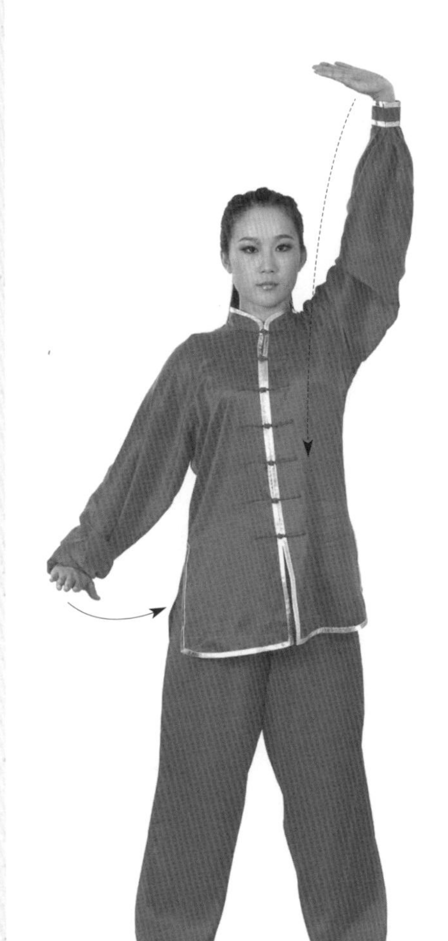

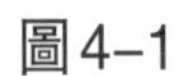

圖4-1

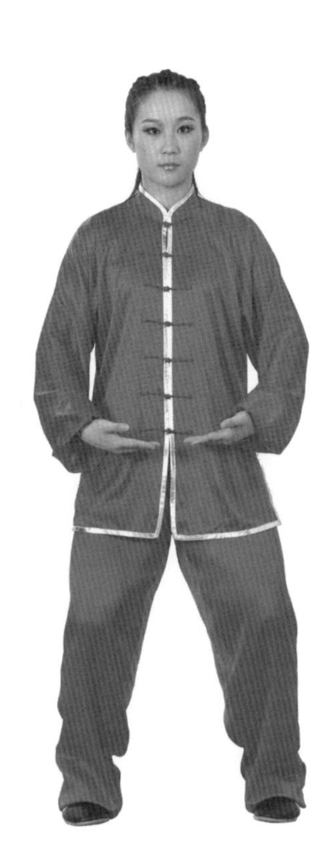

圖4-2

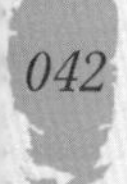

3. 接著，做右勢，右勢與左勢動作相同，唯方向相反。（圖4-3、圖4-4）

練習一左一右為一遍，共做3遍（也可自定次數）。

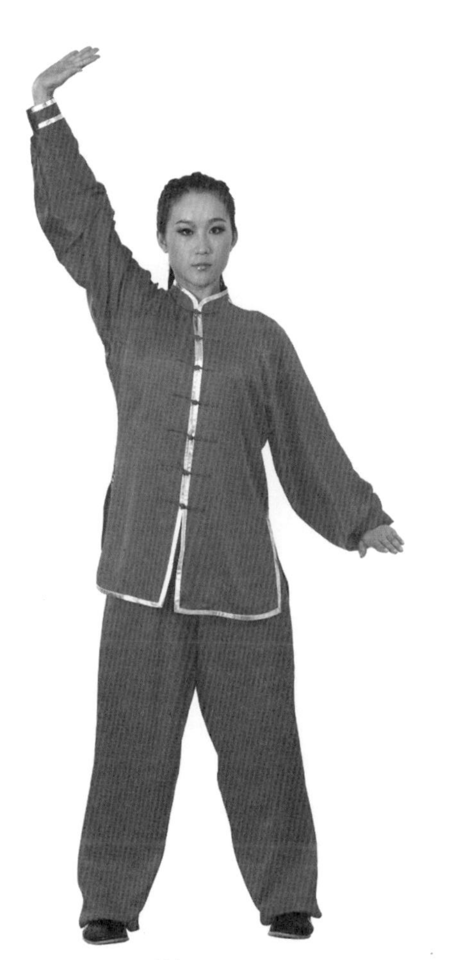

圖4-3

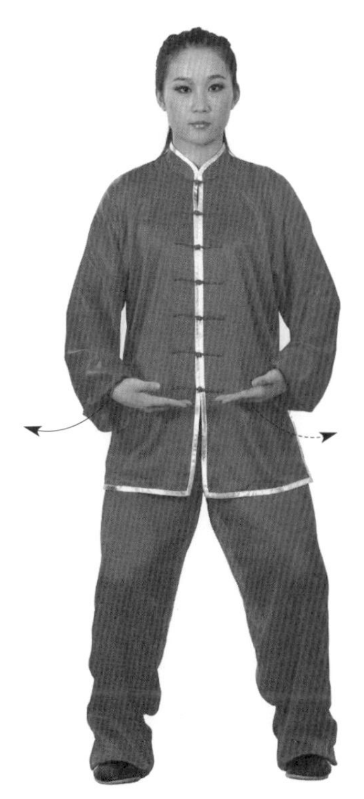

圖4-4

4. 做到第三遍最後一動時，兩腿膝關節微屈。同時，兩掌下按於兩髖旁，掌心向下，掌尖向前。目視前方。（圖4–5）

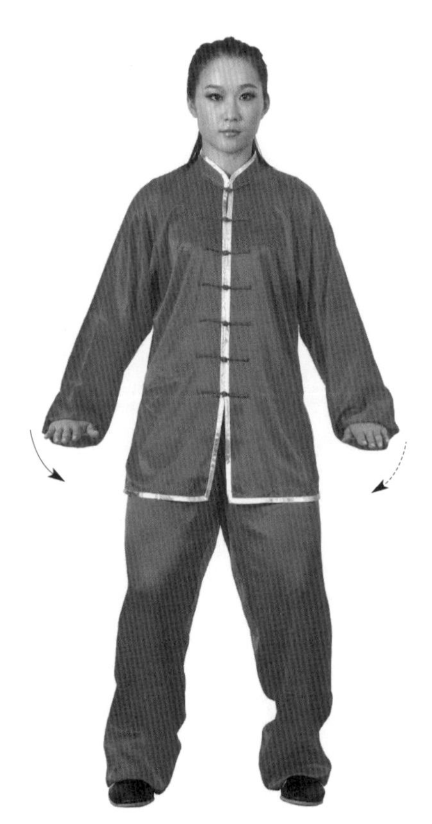

圖4–5

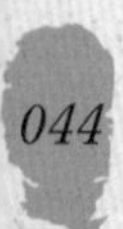

【要點】

1. 兩臂隨著兩腿的伸直，一手上托，肘關節微屈，力達掌根，掌心向上；另一手則下按於髖關節旁，肘關節微屈，力達掌根，掌心向下，兩臂如此反覆交替上舉下按，同時膝部隨著屈伸。

2. 兩臂向上伸展和向下沉按，關鍵在於肩部帶動，而不是兩肘的運動。因此，要克服兩臂直肘和肩關節的上撐、下沉不充分問題，關鍵是注意充分舒展胸廓，兩掌的上舉與下按要以肩為力根，充分上托與下按，肘關節不能用力，要自然彎曲。

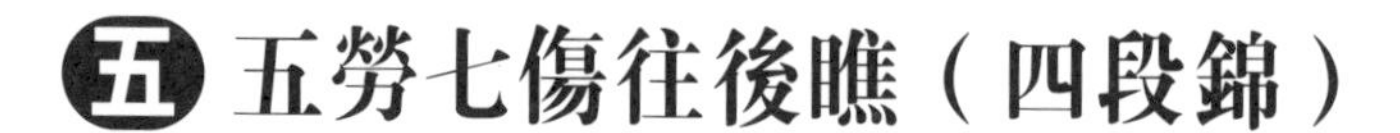

五 五勞七傷往後瞧（四段錦）

【歌訣】

雙掌左右往下伸，
兩臂外旋擴展肩。
頭應隨手向左轉，
引氣向下至湧泉。
呼氣盡時平鬆靜，
雙臂內旋按髖邊。
繼續運轉成右勢，
收勢提氣回丹田。

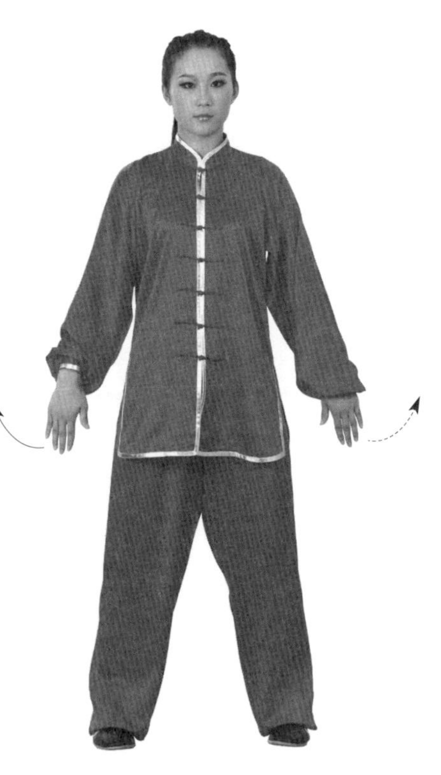

圖5–1

【練法】

1. 兩腿緩緩挺膝伸直，重心升起。同時，兩臂伸直，掌心向後，掌尖向下。目視前方。（圖5–1）

2. 肩向下沉，兩臂緩緩外旋，緩慢抬至斜下方45°方向，此時，展肩擴胸，兩臂向前，掌心向外，勁達夾脊。同時，百會虛領，頭向左後轉，刺激頸部大椎穴。眼珠緩緩向斜後方轉動，目視斜後方，動作稍停2秒鐘。（圖5–2）

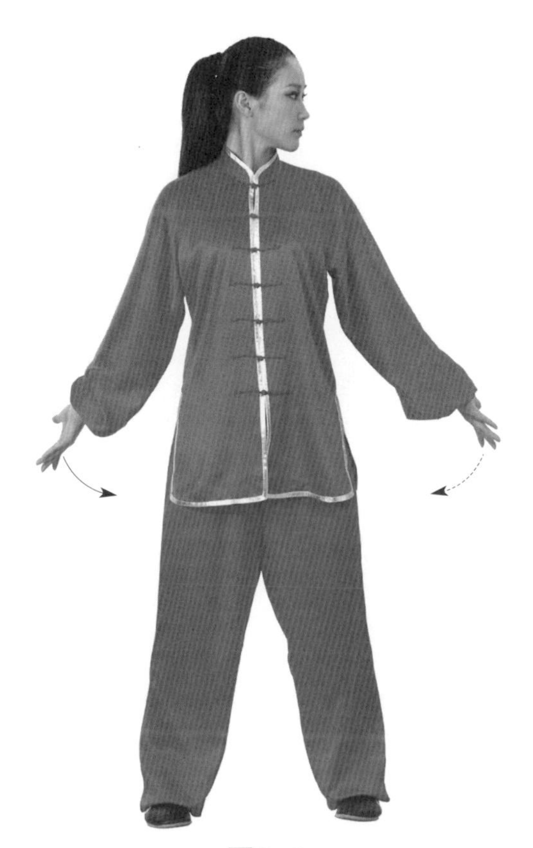

圖5–2

3. 隨後，兩腿微屈。同時，兩臂內旋，於身體前方緩緩畫弧按於髖旁，掌尖向前。眼珠緩慢向斜前方轉動，頭向右前轉，目視前方。（圖5-3）

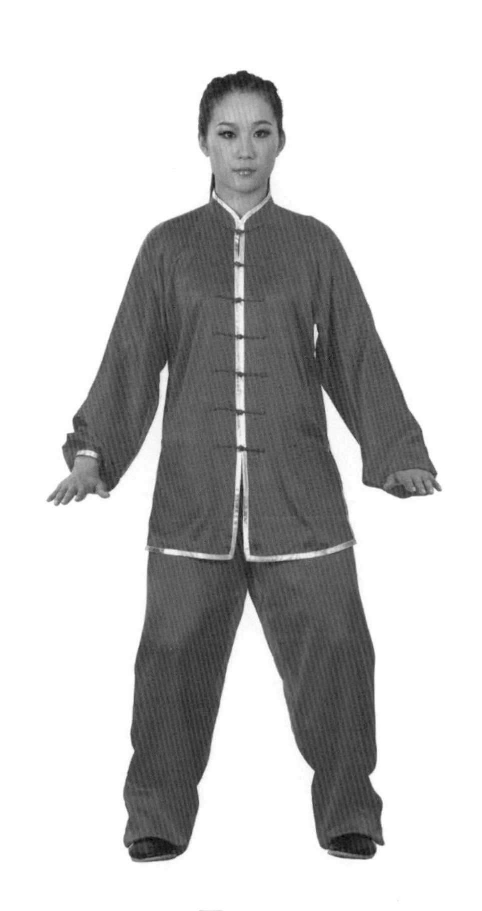

圖5-3

4.右勢與左勢動作相同，唯方向相反。（圖5-4～圖5-6）

練習一左一右為一遍，共做3遍（也可自定次數）。

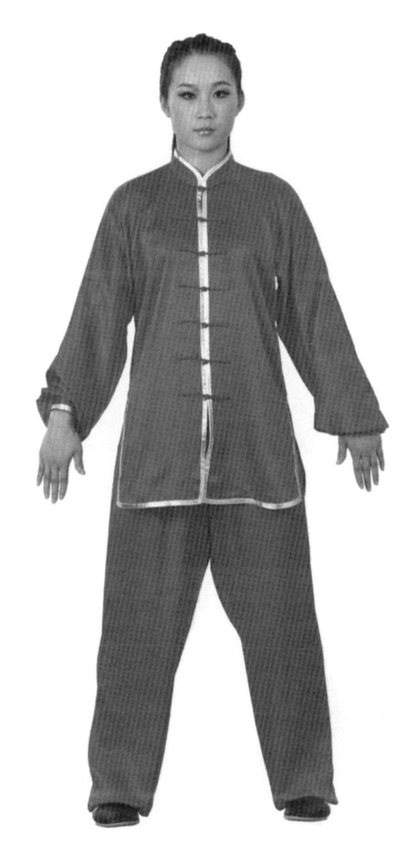

圖5-4

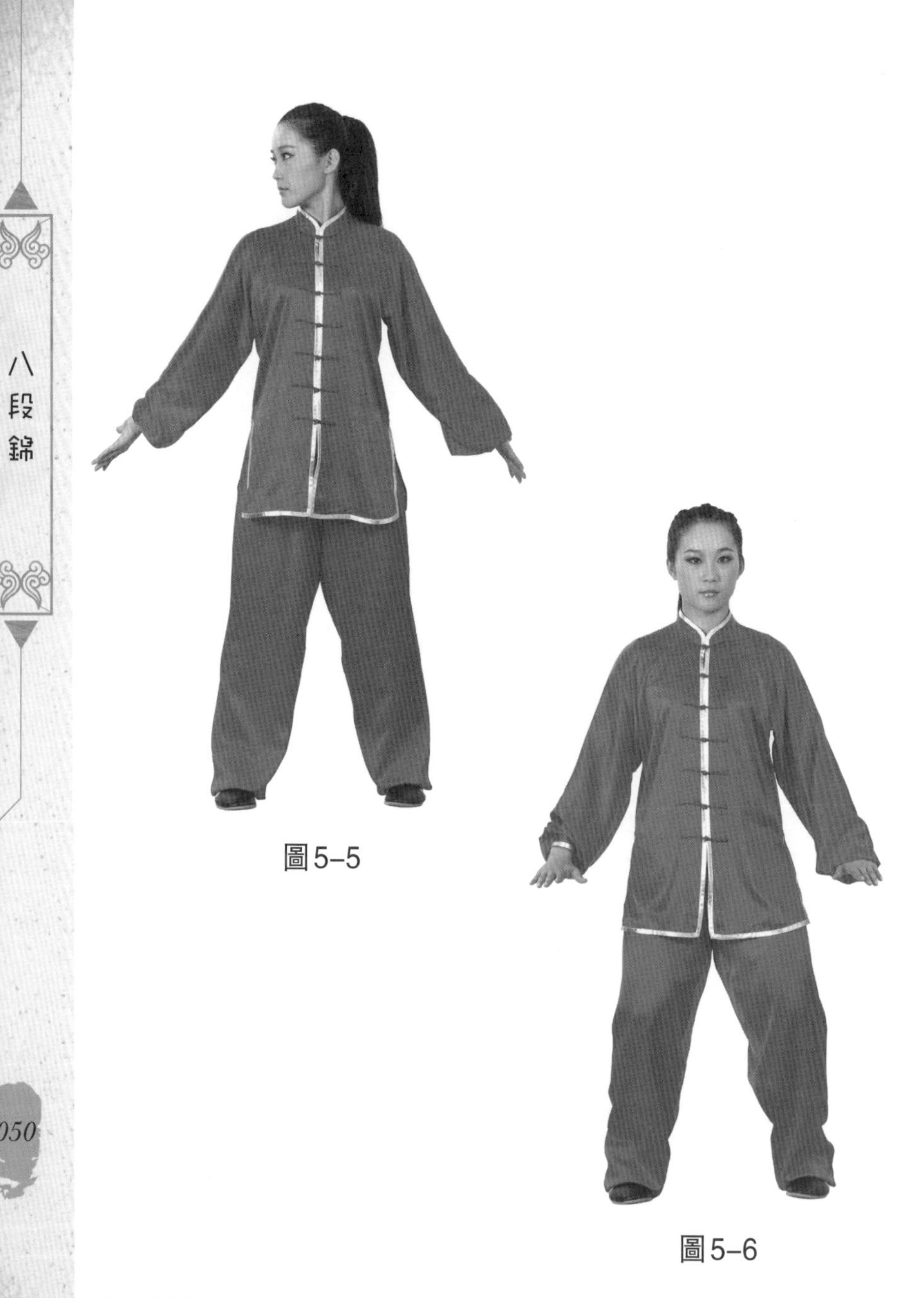

圖5-5

圖5-6

5. 做到第三遍最後一動作時，兩腿膝關節微屈。同時，兩掌捧於腹前，掌尖相對，掌心向上。目視前方。（圖5–7）

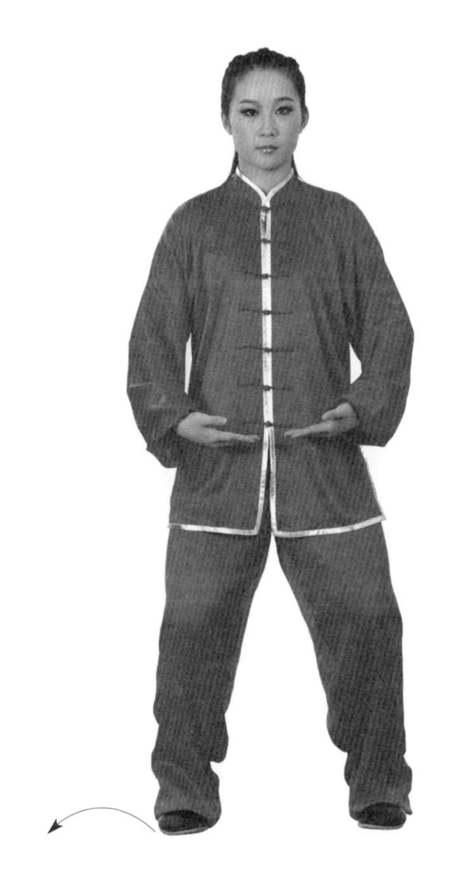

圖5–7

【要點】

1. 定勢動作要求兩臂隨膝關節伸展而伸直，然後兩臂外旋，掌心向外，頭部分別向左、右側後方轉動，雙目儘量注視斜後方。完成好這一動作，要求兩臂向外充分旋轉，身體直立。然而，練習者在鍛鍊時，身體常常容易向後斜轉或傾仰，兩臂也往往旋轉不充分。

2. 造成習練者犯錯誤的原因，一是兩臂外旋用力部位不對，當頭部向側後旋轉時，肩部出現了側向傾斜，使身體側轉；二是頭部在轉動時未能保持中正，牽動身體重心的改變，不但使同側的肩向側後傾斜，甚至還會引起上體後仰、腹部前挺等現象，使動作變得鬆散而不完整。

3. 頭部向側後轉動時，頭頂要上領，同時保持頭部和肩膀中正。其次，手掌要充分外旋，牽動手臂旋轉，兩肩後展要充分。

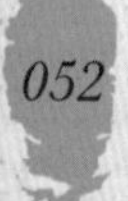

❻ 搖頭擺尾去心火（五段錦）

【歌訣】

馬步蹲立俯身旋，

雙掌扶於膝上邊。

頭隨呼氣宜向左，

兩眼卻看右腳尖。

吸氣還原接右勢，

搖頭斜看左腳前。

如此往返隨氣練，

氣不可浮意宜專。

【練法】

1. 身體重心稍向左移，右腳向右側開半步，腳尖向前站立，兩腿膝關節緩緩自然伸直。同時，兩掌掌尖斜相對，掌心向上，肩部下沉，緩緩上托至與胸平。目視前方。（圖6-1、圖6-2）

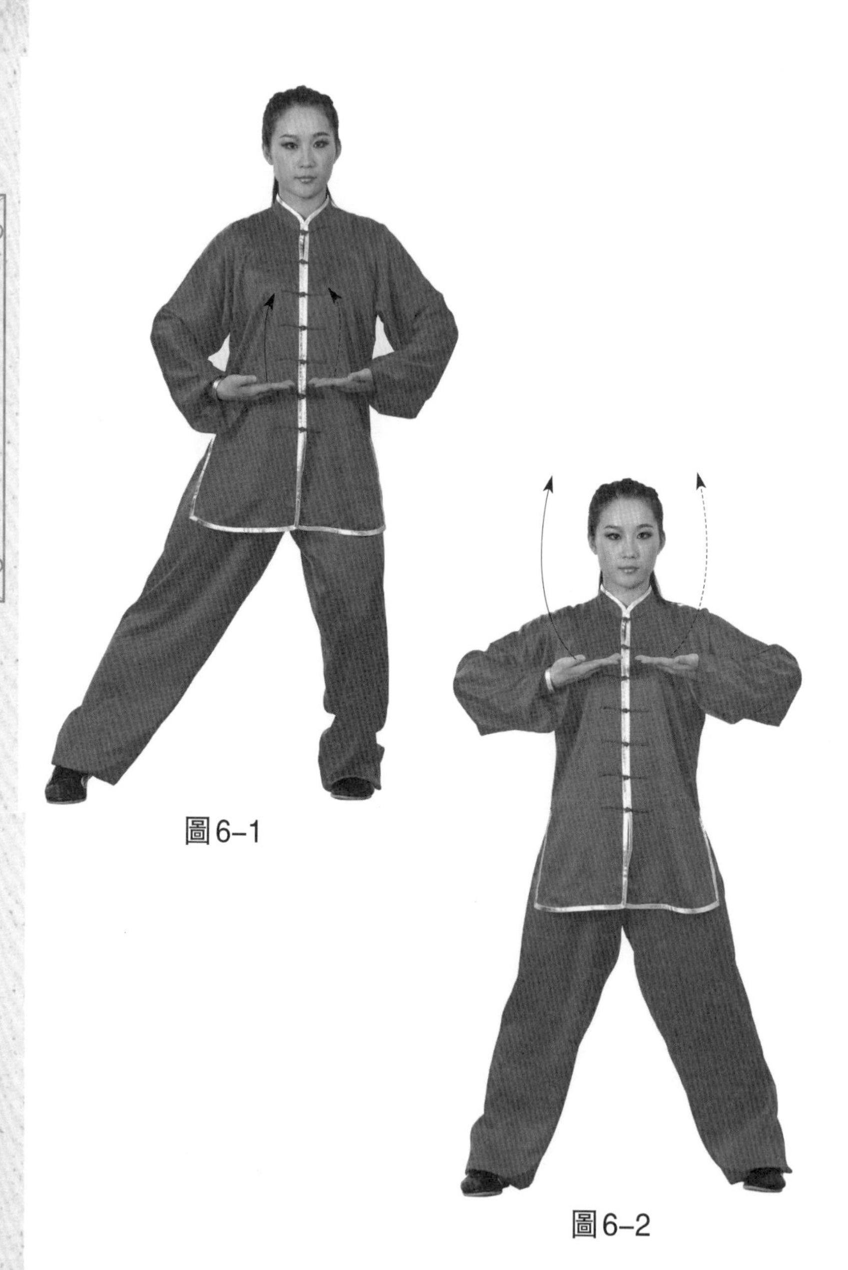

圖6-1

圖6-2

2. 兩臂內旋，兩掌隨之內旋一圈，繼續上托至頭上方，肘關節微屈，掌心向上，掌尖相對。目視前方。（圖6–3）

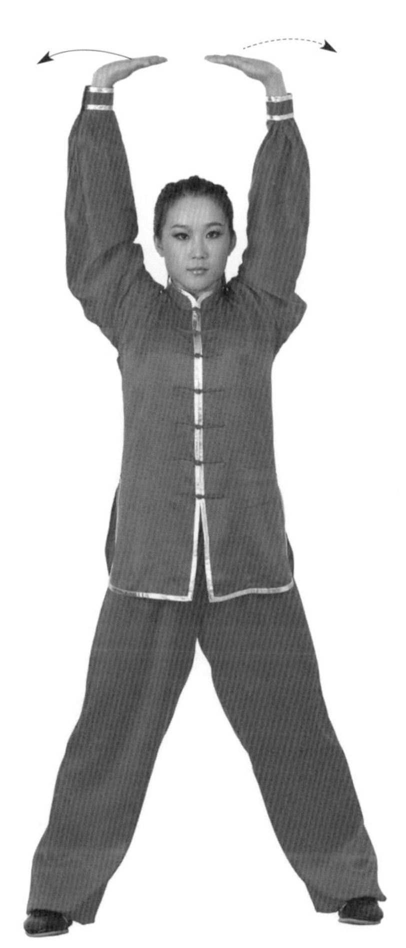

圖6–3

3. 隨後，鬆腰沉髖，斂臀，兩腿徐緩屈膝半蹲成馬步；此時，應保持身體中正，百會虛領，膝蓋不應超過腳尖。同時，沉肩墜肘，鬆

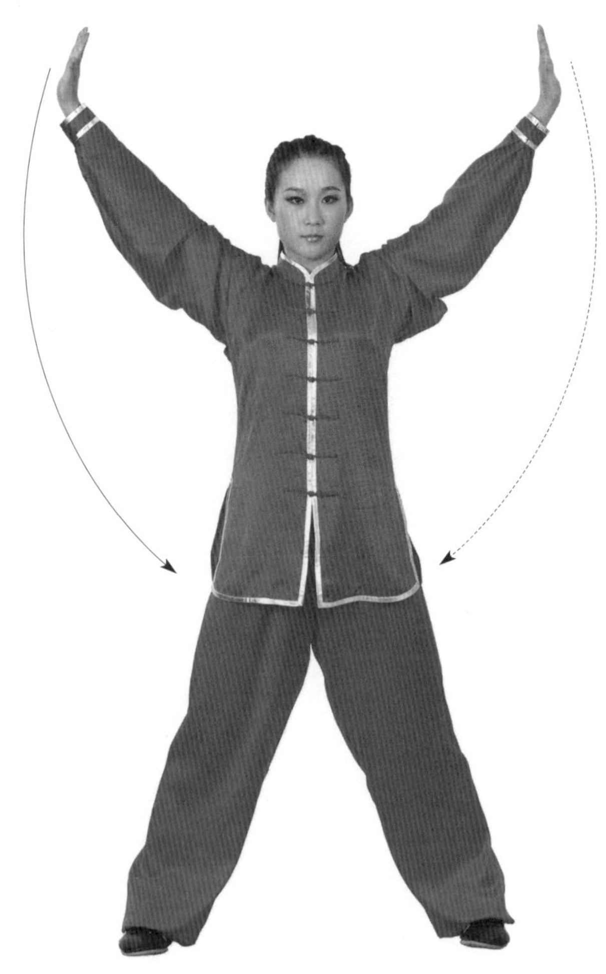

圖6–4

腕舒指，兩臂緩緩向兩側下落，兩掌扶於膝關節上方，肘關節微屈，小指側向前。目視前方。（圖6–4、圖6–5）

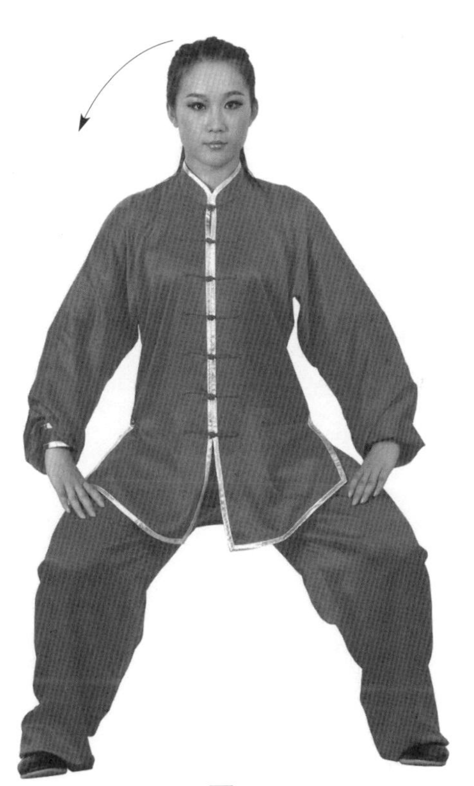

圖6–5

4. 身體重心向上稍升起，隨之重心右移，上體向右側傾斜，身體以腰為軸向右前側俯身，頭不低於水平，頸椎與肌肉儘量放鬆伸長。目視下方。（圖6–6）

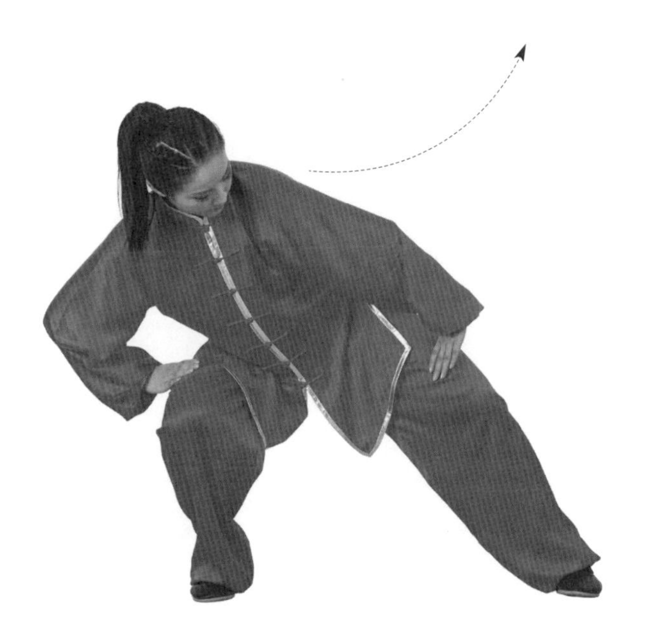

圖6–6

5. 重心左移，上體保持俯身，頭部高於水平，腰部用力，引導上體由右向前、向左移動。同時，頸部與尾閭對拉抻長。目視下方。（圖6–7）

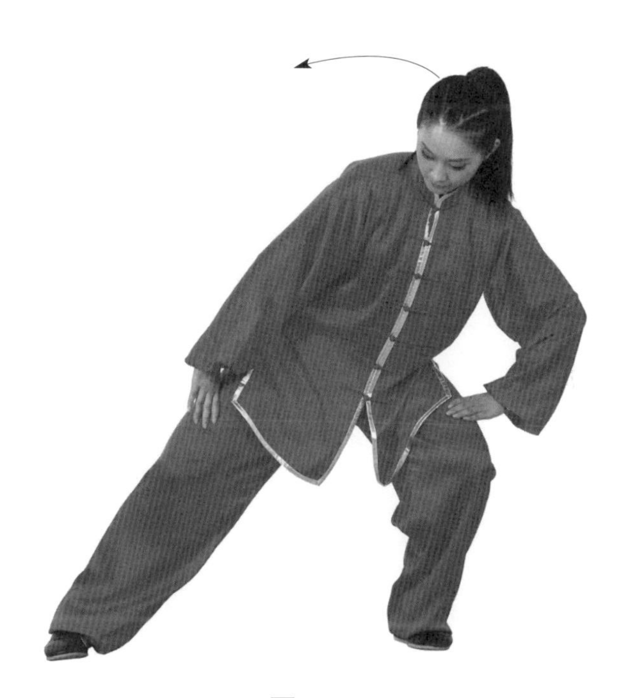

圖6–7

6. 此時應注意右膝依然彎曲，左膝不超過腳尖，重心右移成馬步。同時，意想放鬆大椎穴和督脈，頭向後搖，尾閭隨之向相同方向擺動，上體立起，隨之下頜微收。目視前方。（圖6–8）

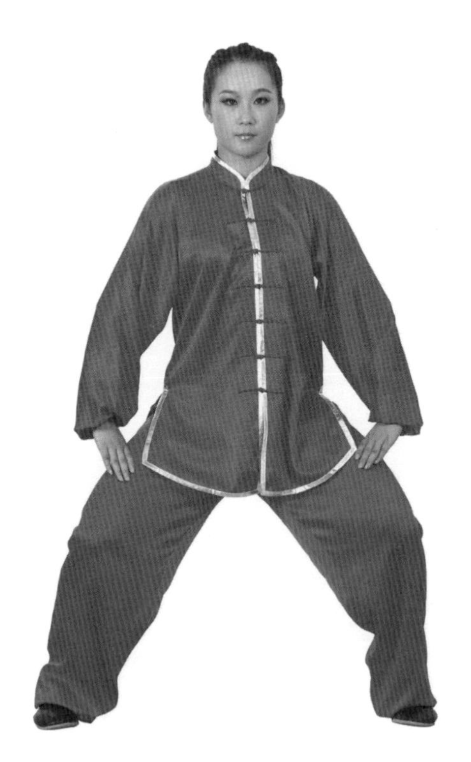

圖6–8

7. 隨後收髖斂臀，上體稍稍立起，隨之下頜微收，使上身中正，做到鬆腰沉髖，重心下沉成馬步。目視前方。（圖6-9）

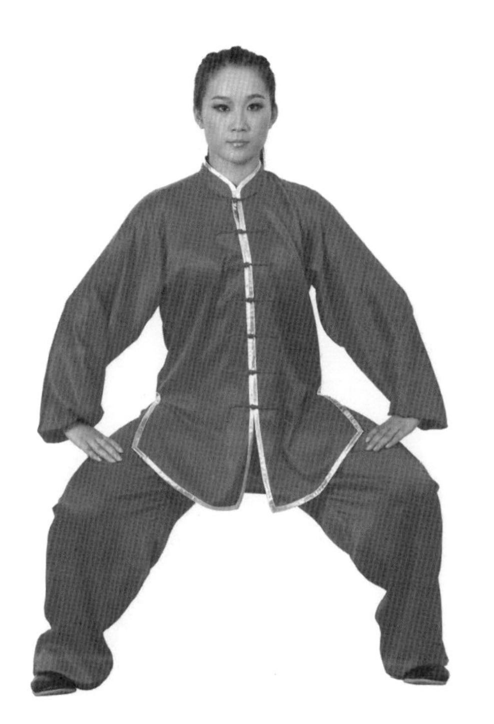

圖6-9

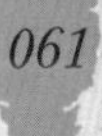

8. 接著，做向左搖擺動作，左右動作相同，唯方向相反。（圖6–10～圖6–13）

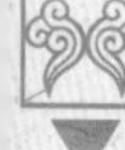

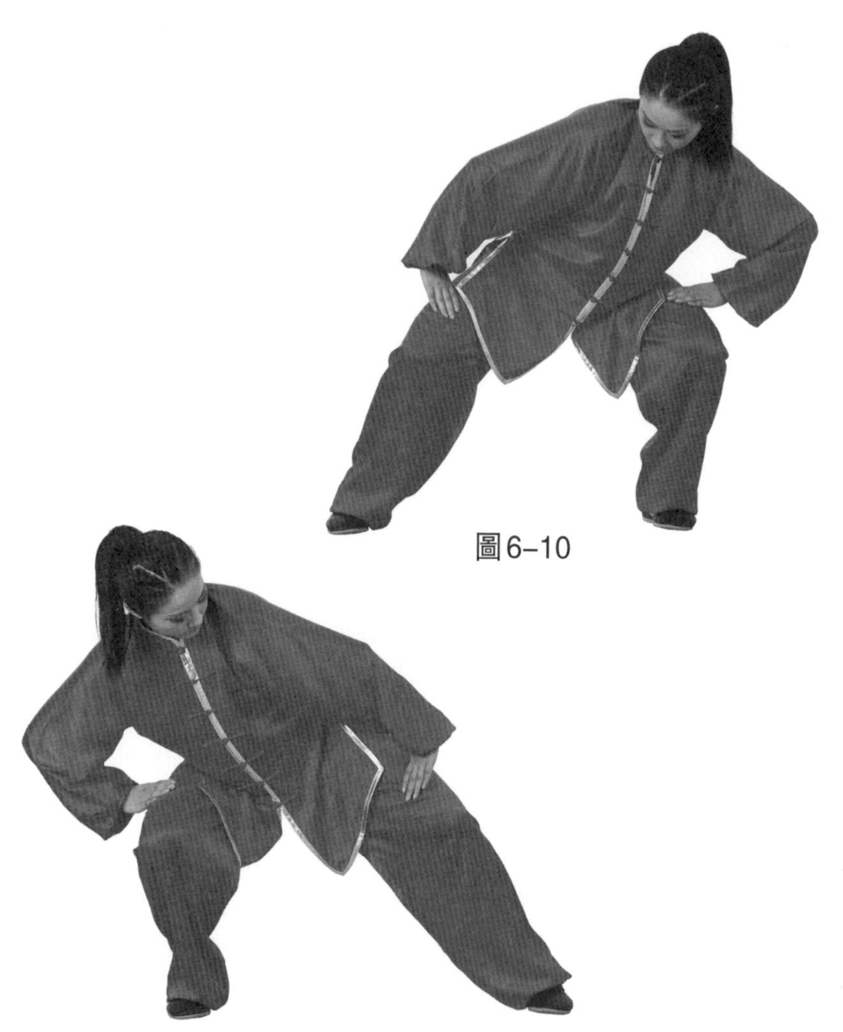

圖6–10

圖6–11

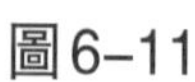

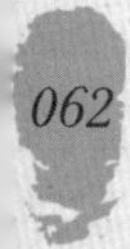

練習一左一右為一遍，共做3遍（也可自定次數）。

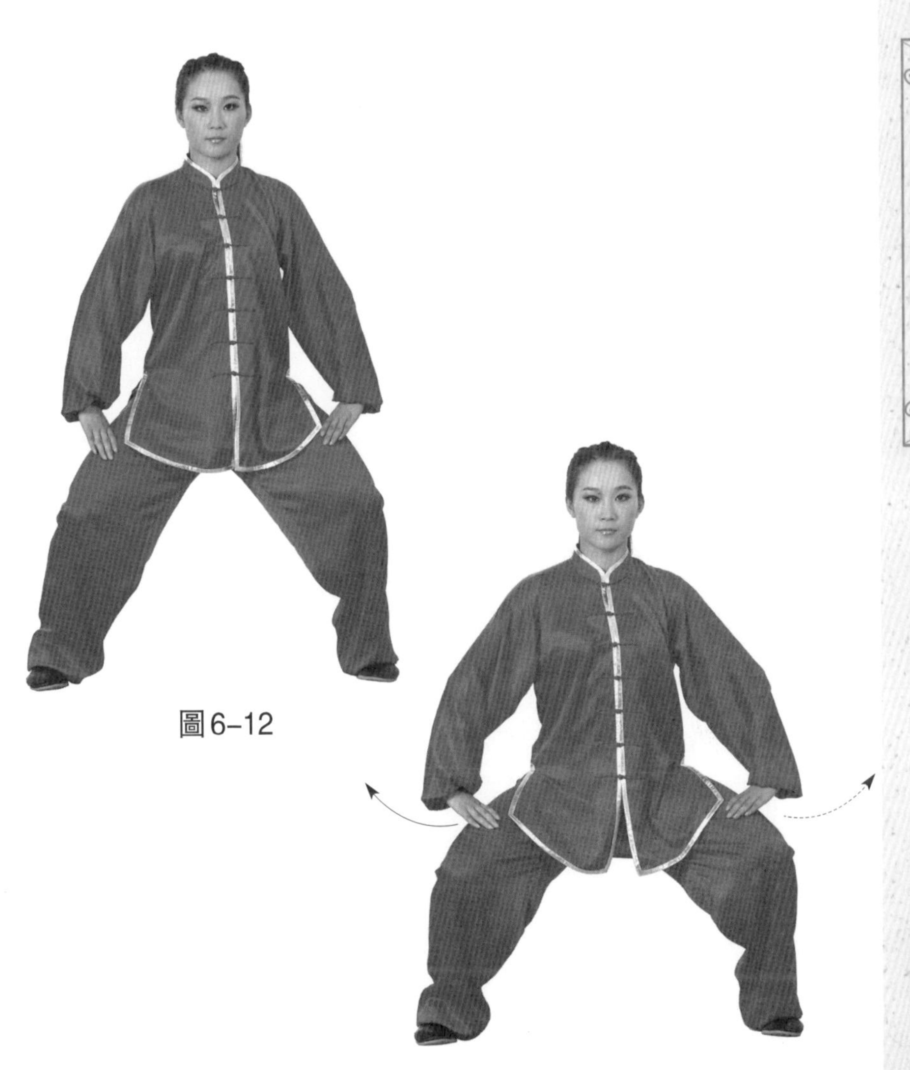

圖6-12

圖6-13

9. 做完第三遍後，身體重心左移，右腳回收成開步站立，兩腳間距與肩同寬，兩膝緩緩伸直。同時，兩掌向外經兩側上舉，掌心斜相對，掌尖向上。目視前方。（圖6–14、圖6–15）

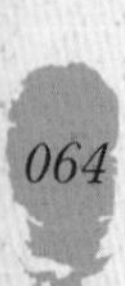

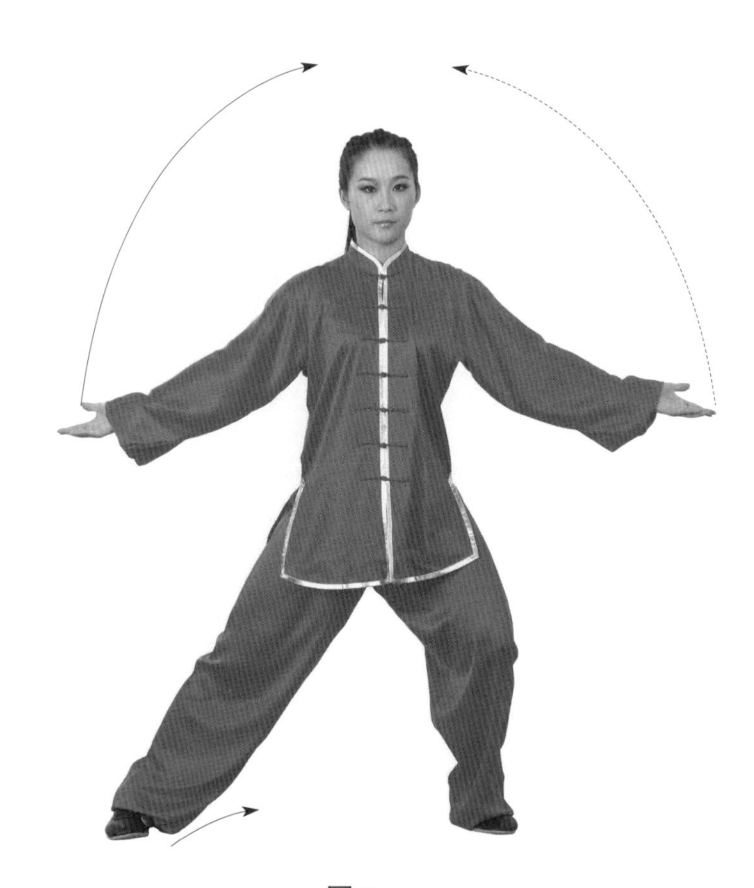

圖6–14

10. 隨後鬆腰沉髖，身體重心緩緩下降，兩腿膝關節微屈。同時，兩臂屈肘，兩掌經面前下按至腹前，掌心向下，掌尖相對。目視前方。（圖6-16）

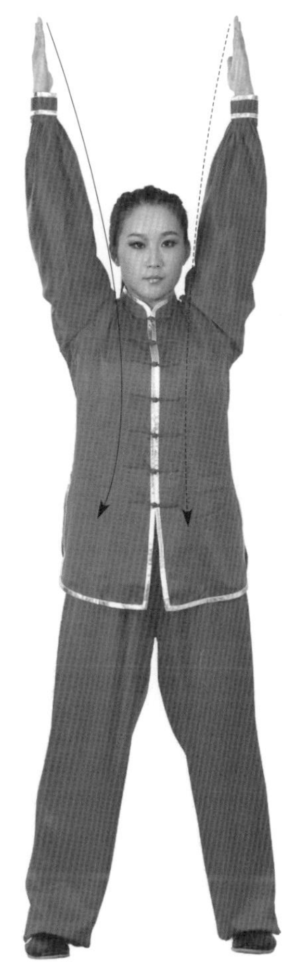

圖6-15

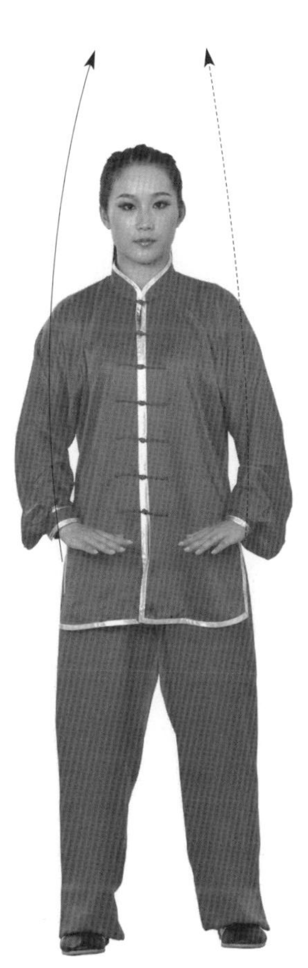

圖6-16

【要點】

1. 頭向後搖，尾閭隨之向相同方向擺動，以刺激大椎穴和督脈等，達到泄熱、疏泄心火的作用。此處應注意尾閭擺動，宜大不宜小。正確做法是上體左傾，尾閭右擺；上體前俯，尾閭向後畫圓，使尾閭與頸部對拉拔長，加大旋轉幅度。另外，搖頭的動作較尾閭擺動開始得早一些，所以搖頭的速度要稍慢一些，以便能夠使頭尾同時歸正。

2. 馬步下蹲時要收髖斂臀，上體中正。年老或體弱者要注意動作幅度，不可強求。

七 兩手攀足固腎腰（六段錦）

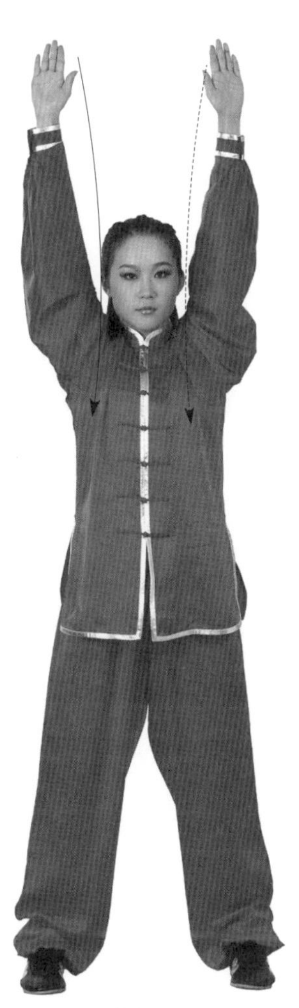
圖7-1

【歌訣】

兩腳橫開一步寬，
兩掌平附小腹前。
平分左右向後轉，
吸氣藏腰撐腰間。
勢隨氣走定深淺，
呼氣彎腰盤足圓。
手勢引導勿用力，
鬆腰收腹守湧泉。

【練法】

1. 兩腿挺膝緩緩伸直站立。同時，兩掌掌尖向前，兩臂向前、向上舉起，肘關節伸直，掌心向前。目視前方。（圖7-1）

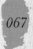

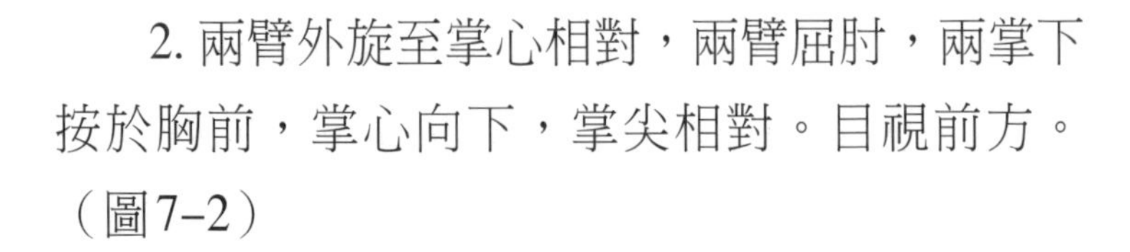

2. 兩臂外旋至掌心相對，兩臂屈肘，兩掌下按於胸前，掌心向下，掌尖相對。目視前方。（圖7–2）

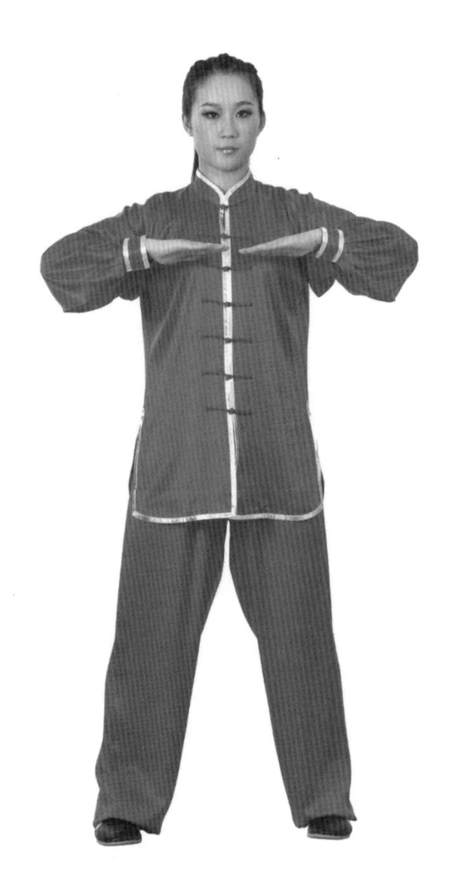

圖7–2

3. 兩臂外旋，轉掌成兩掌心向上，隨之兩掌掌指順腋下向後插。目視前方。（圖7–3、圖7–4）

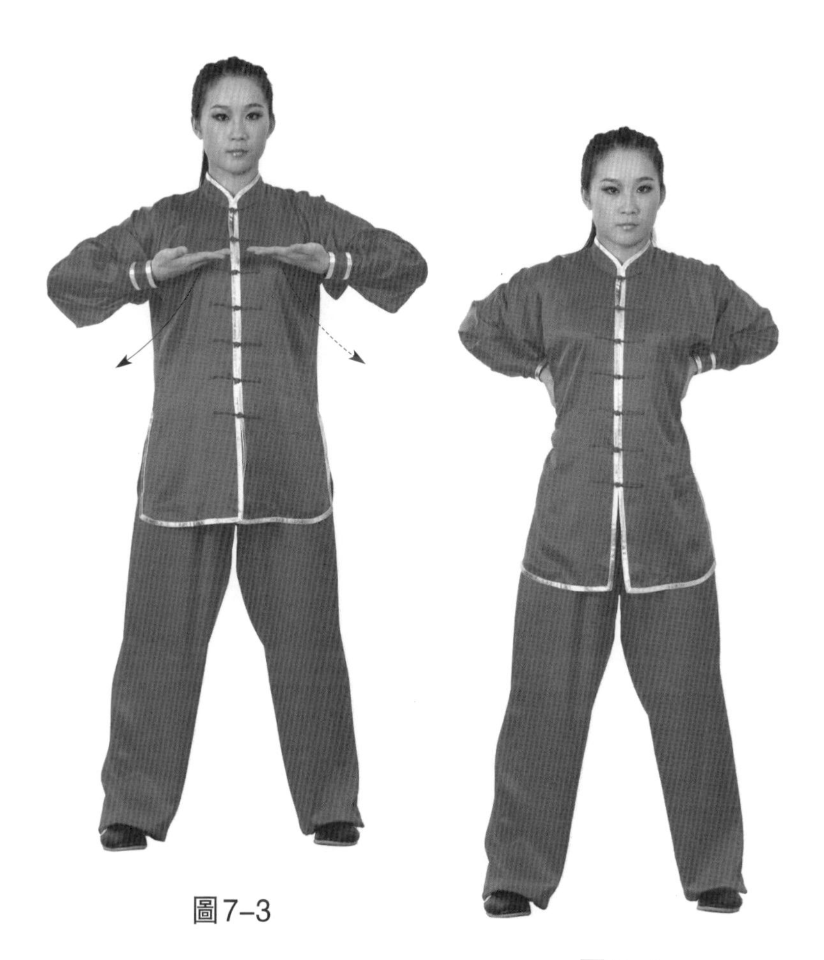

圖7–3

圖7–4

4. 兩掌心向內，稍加用力沿脊柱兩側向下摩運，至臀部。（圖7–5）

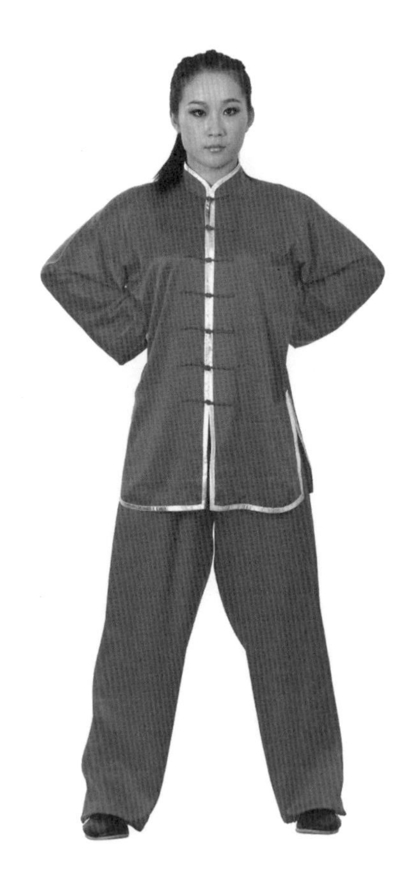

圖7–5

5. 隨之上體前俯，兩掌繼續沿腿後向下摩運，鬆腰沉肩，兩膝挺直，經腳兩側置於腳面。動作略停，目視下方。（圖7–6～圖7–8）

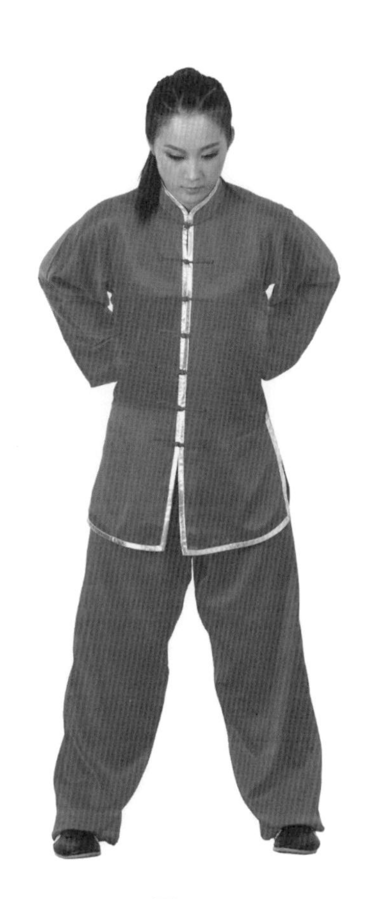

圖7–6

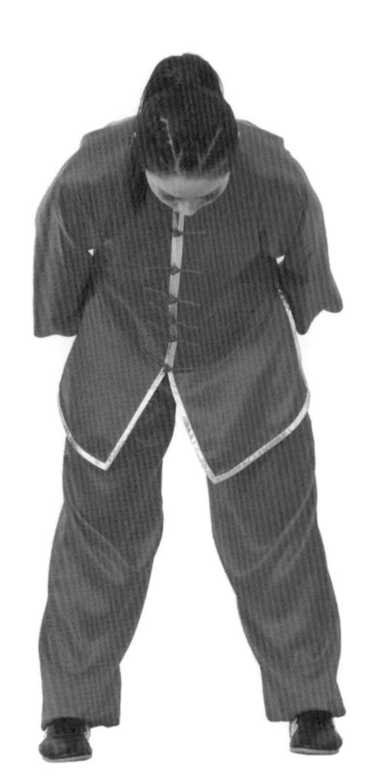

圖7–7

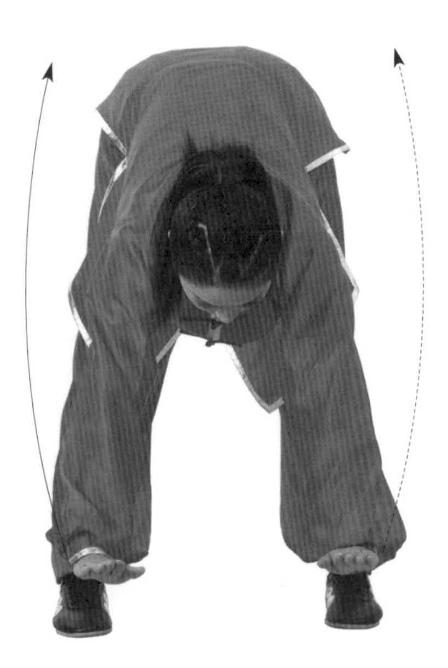

圖7–8

6. 兩掌向前平移，沿地面前伸，隨之用手臂帶動上體起立，兩臂伸直上舉，掌心向前。目視前方。（圖7–9～圖7–11）

練習一上一下為一遍，共做6遍（也可自定次數）。

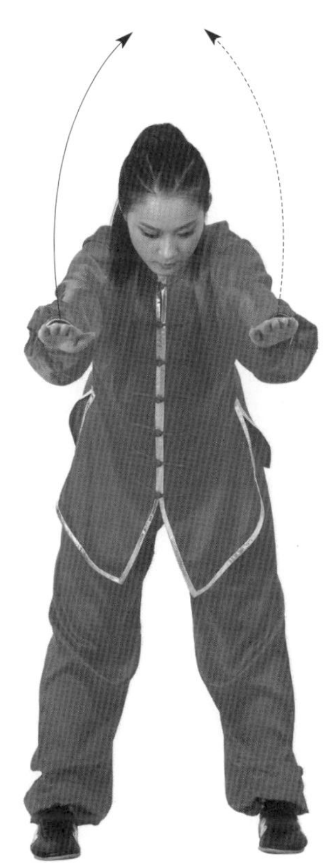

圖7–9

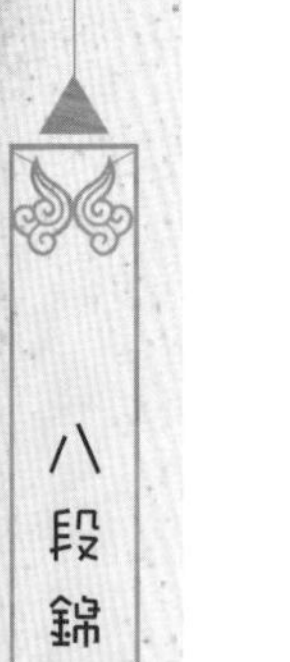

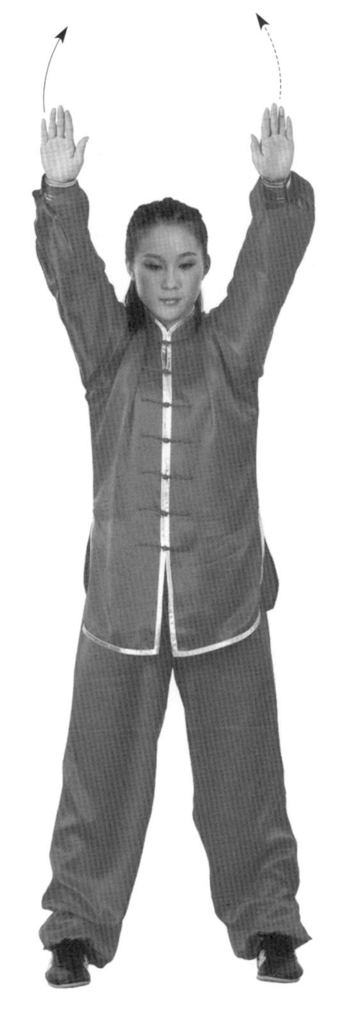
圖7-10

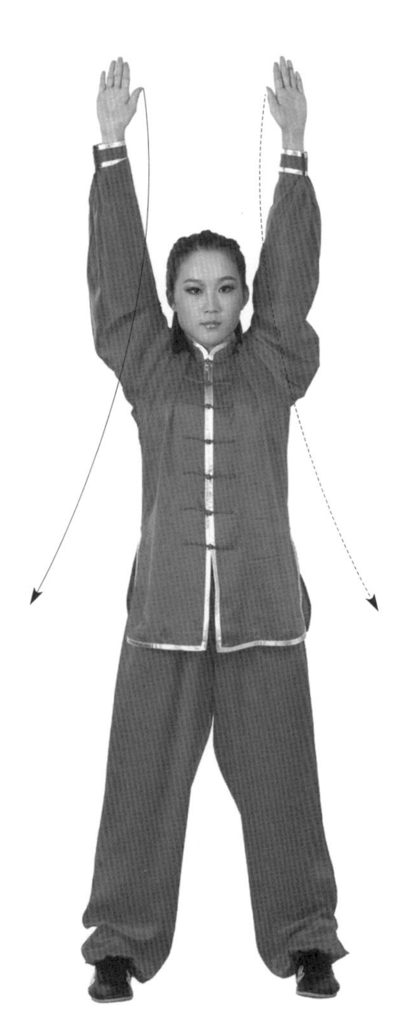
圖7-11

7. 做完第6遍後，鬆腰沉髖，身體重心緩緩下降，兩腿膝關節微屈。同時，兩掌向前下按至腹前、腰側，掌心向下，掌尖向前。目視前方。（圖7–12）

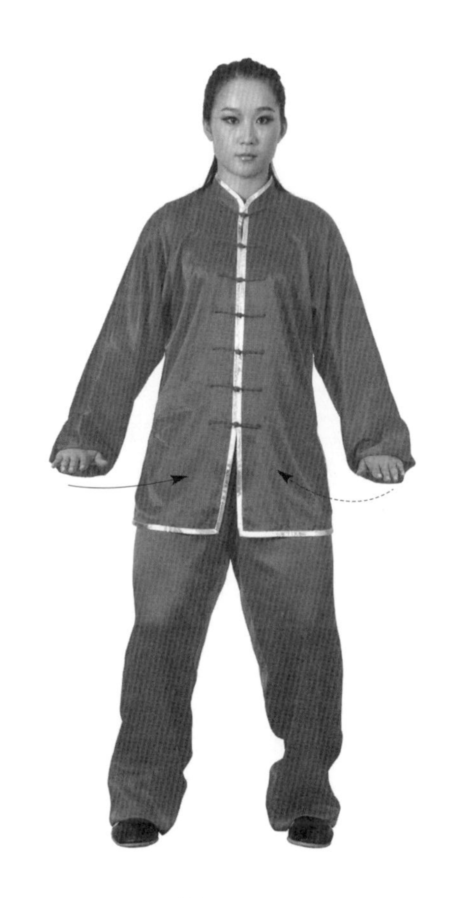

圖7–12

【要點】

1. 習練者在上體前俯、兩掌推摩時，兩膝時常隨手掌下推而自然彎曲，這主要是由於練習者過於追求將兩掌推至腳跟造成的。

2. 兩掌要沿足太陽膀胱經向下推至腳跟，並沿腳外側至於腳面，目的是由兩腿伸直、上體前屈和背、腰、臀、腿後部肌肉群的伸展，對足太陽膀胱經起到疏導刺激作用。如果兩膝彎曲，則人體背、腰、臀、腿後部的肌群及足太陽膀胱經無法得到應有的牽拉舒展，影響導引對腎及足太陽膀胱經的保健調節作用，以及對腰腿等下肢關節、肌肉、肌腱等組織功能的改善。

3. 明白兩膝伸直的健身意義，瞭解直膝動作與兩手推摩的主次關係，所以在練習中，要儘量保持兩膝挺直。當身體充分前屈時，兩掌應盡力向下推摩，若受身體條件限制而不能推至腳跟及腳背面，可以在腳背之上懸空完成餘下的導引動作。

4. 年老或體弱者可根據身體狀況自行調整動作幅度，不可強求。

八 攢拳怒目增氣力（七段錦）

【歌訣】

馬步下蹲眼睜圓，兩拳束抱在肋前。

拳引內氣隨腰轉，前打後拉兩臂旋。

吸氣收回呼氣放，左右輪換眼看前。

兩拳收回肋前抱，收腳按掌勢還原。

【練法】

1. 身體重心右移，左腳向左開步，鬆腰沉髖，兩腿緩緩屈膝半蹲成馬步。同時，兩掌「握固」，抱於腹側肋前，拳眼向上。目視前方。（圖8-1）

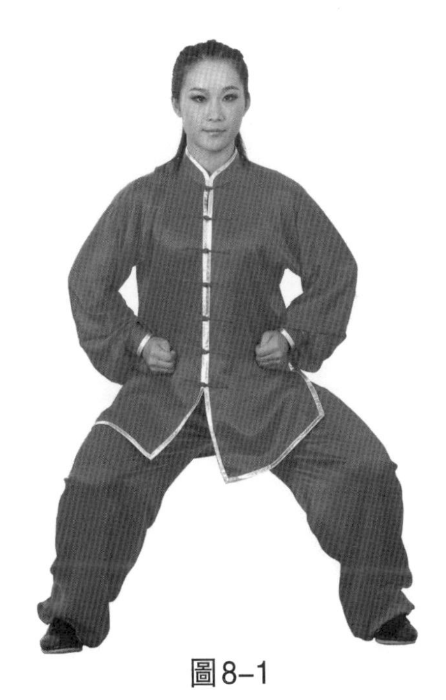

圖8-1

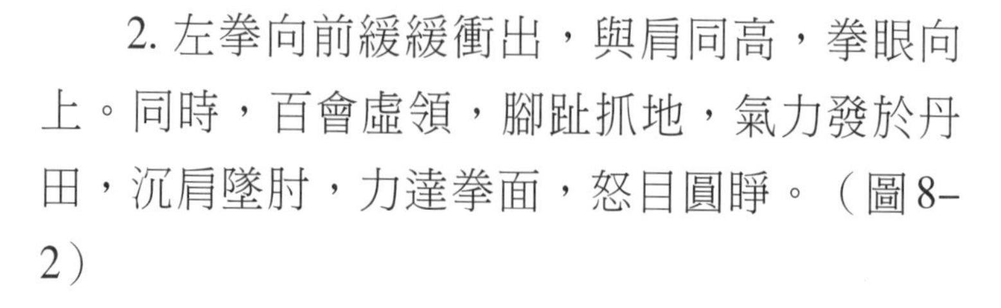

2. 左拳向前緩緩衝出，與肩同高，拳眼向上。同時，百會虛領，腳趾抓地，氣力發於丹田，沉肩墜肘，力達拳面，怒目圓睜。（圖8-2）

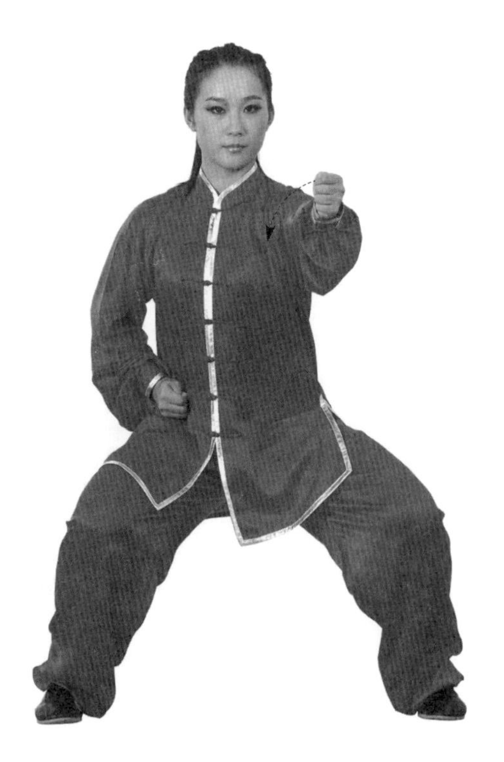

圖8–2

3. 隨後，左臂內旋，左拳變掌，虎口向下，展肩。目視前方。（圖8–3）

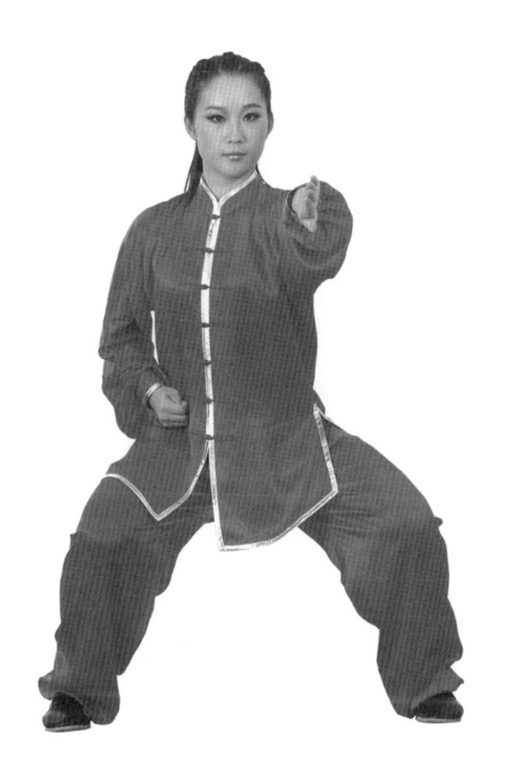

圖8–3

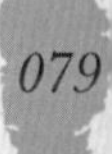

4. 左臂外旋不停頓，肘關節微屈，左掌旋腕，向左纏繞，變掌心向上後「握固」，即大拇指壓在無名指指根，其餘四指逐節用力屈握（以刺激十二經脈的腧穴和督脈）。（圖8–4、圖8–5）

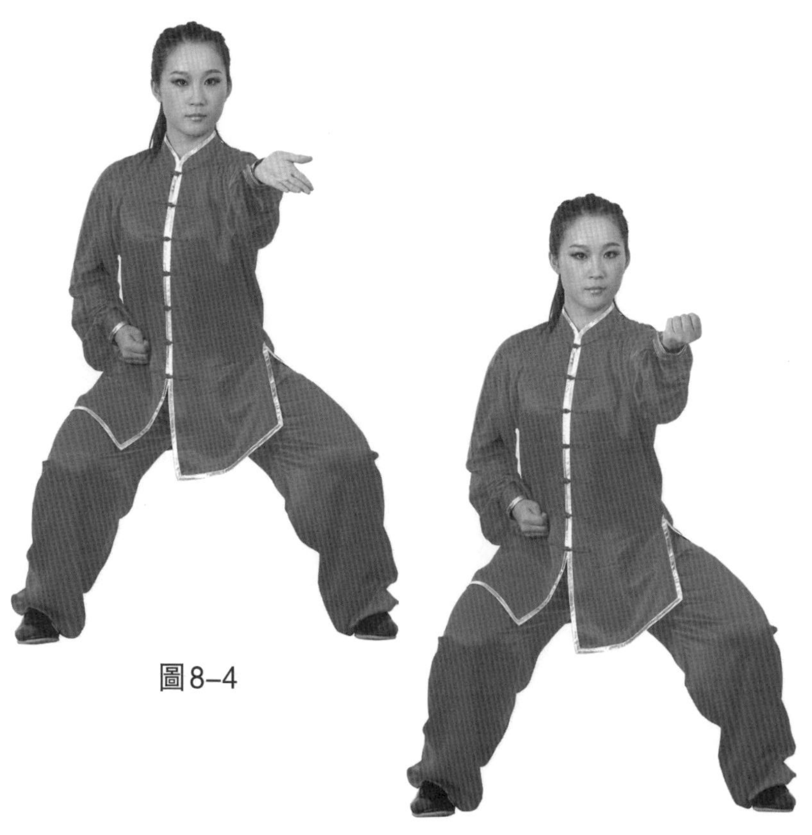

圖8–4

圖8–5

5. 左臂屈肘，回收左拳至腹側肋前，拳眼向上。目視前方。（圖8–6、圖8–7）

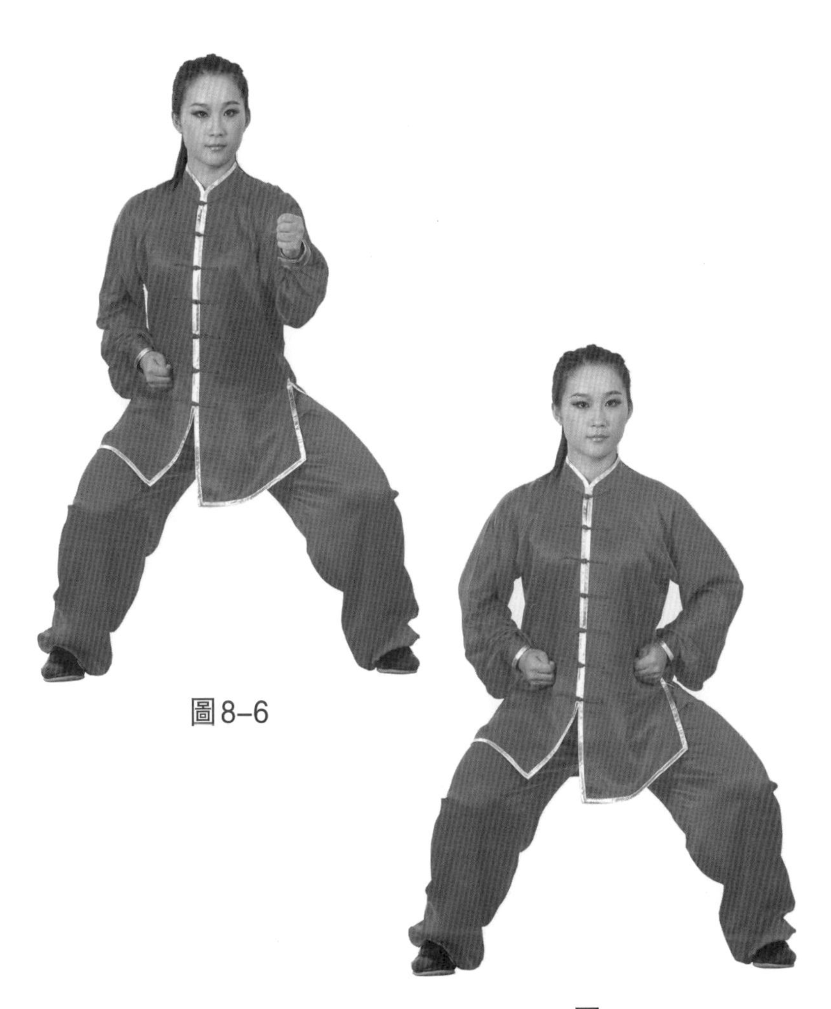

圖8–6

圖8–7

6. 接著，做右拳，動作與左拳相同，唯方向相反。（圖8-8～圖8-13）

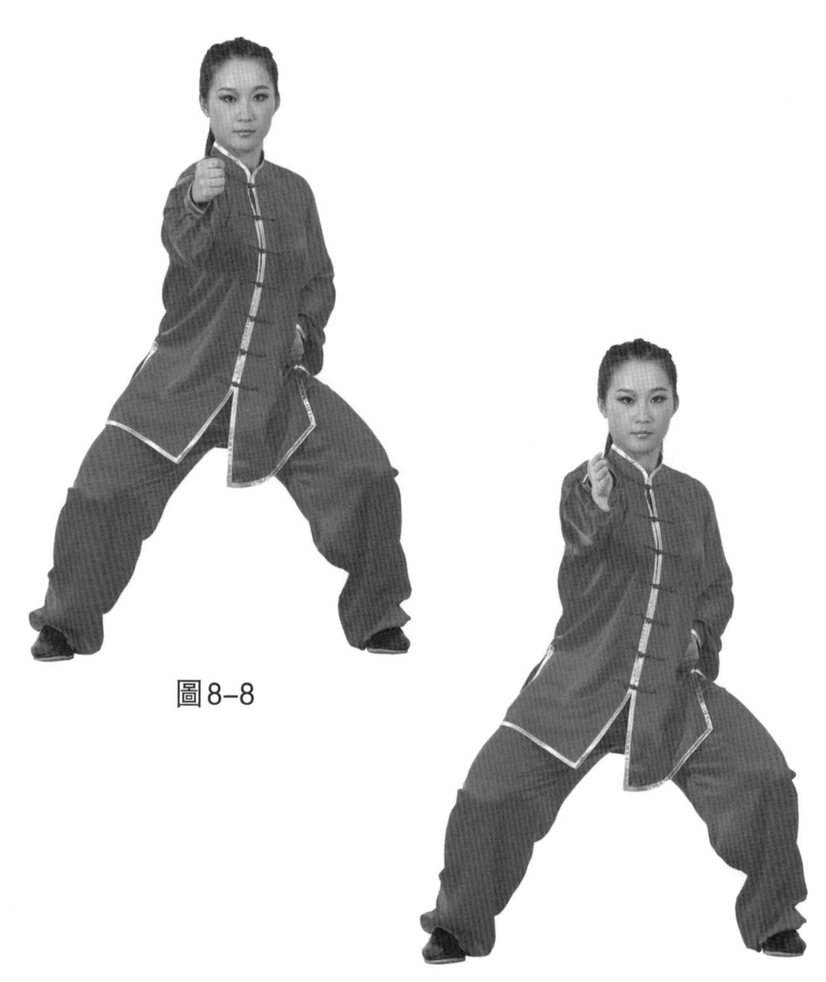

圖8-8

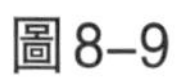

圖8-9

練習一左一右為一遍，共做3遍（也可自定次數）。

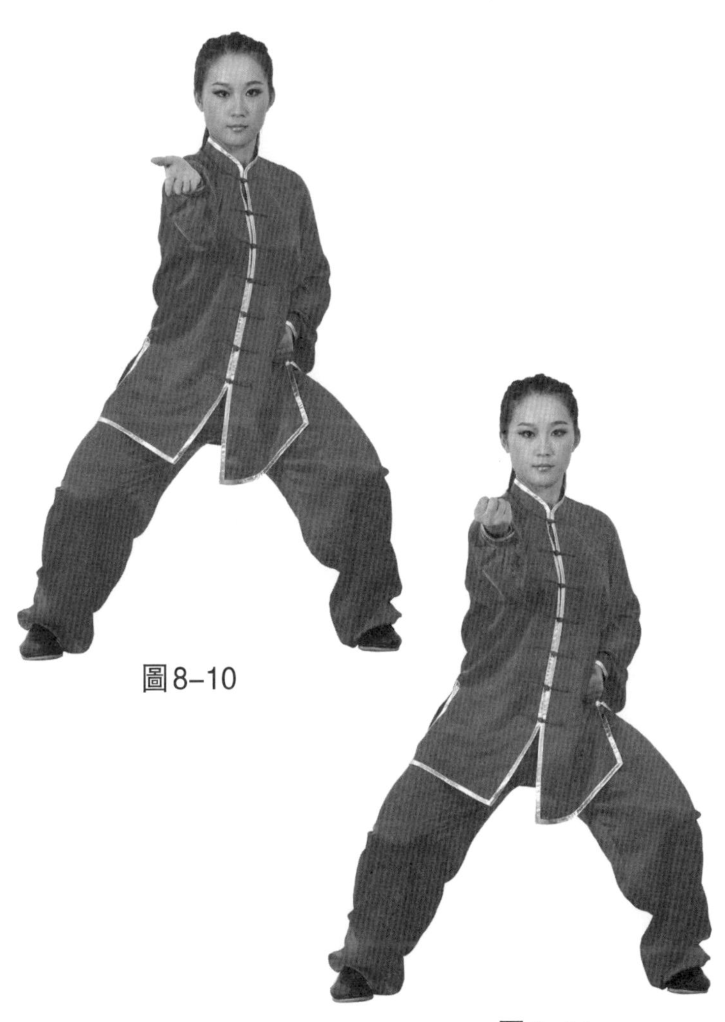

圖8-10

圖8-11

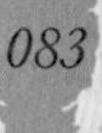

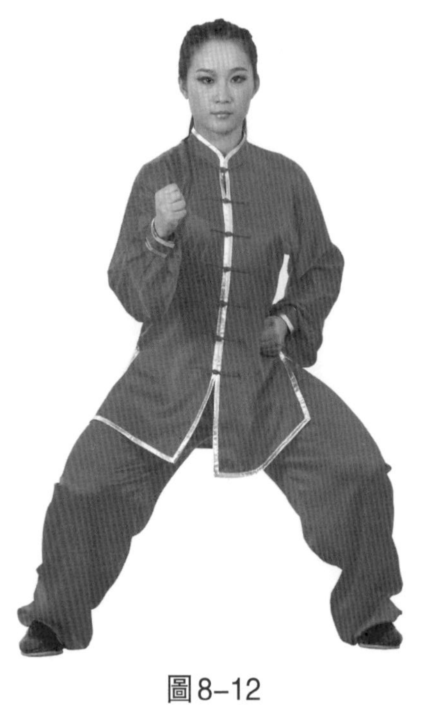

圖8-12

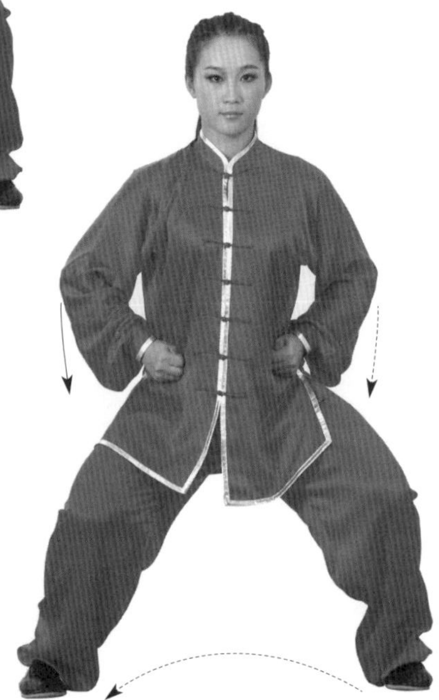

圖8-13

7. 做完第三遍後，身體重心右移，左腳回收成併步正身直立。同時，兩拳變掌，自然垂於體側。目視前方。（圖8–14）

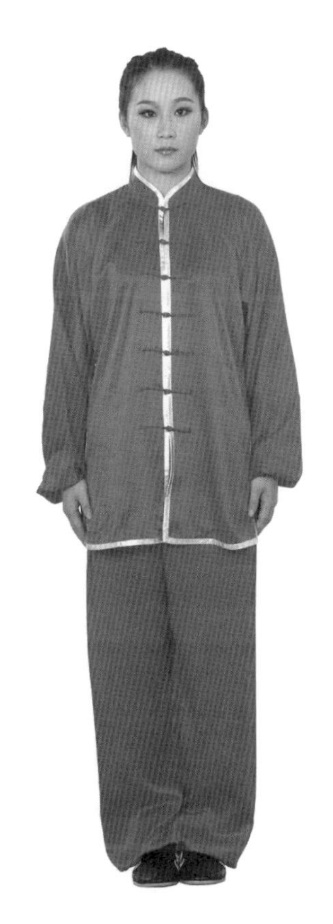

圖8–14

【要點】

1. 要求兩腿屈膝半蹲成馬步，兩手「握固」分別置於肋前，兩拳（握固）左右交替向前衝拳。其中，單拳衝出後須變掌內旋、翻腕，掌心向前，指尖由內向外環繞，再成「握固」收於肋前。衝拳時，肘關節應微屈，「握固」時要充分旋腕。

2. 衝拳時，手臂應當充分舒展。過於伸肘用力，會使本應由肩通達於拳的勁力，被肘部分解掉。而造成翻掌旋腕動作不充分的原因，則主要是由於直肘衝拳後，手腕的背伸肌和屈腕肌處於充分伸展狀態下，再作旋轉收縮運動比較彆扭甚至困難。直肘及旋腕不充分，必然影響了對上肢末端的手指力量及手腕靈活性的提高，也影響了大腦與手指神經之間協調能力的鍛鍊。

3. 衝拳時微屈肘部，並在「握固」過程中盡力旋腕，使丹田力貫穿至肩，由肩直接通達於拳，從而確保功法導引的實際健身效果。

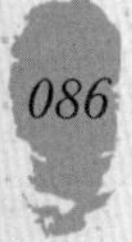

九 背後七顛百病消（八段錦）

【歌訣】

兩腿併步攏腳尖，
腳掌用力腳跟懸。
呼氣上頂手下按，
落腳呼氣一周天。
如此反覆共七遍，
全身氣走回丹田。
周身放鬆做顫抖，
自然呼吸態怡然。

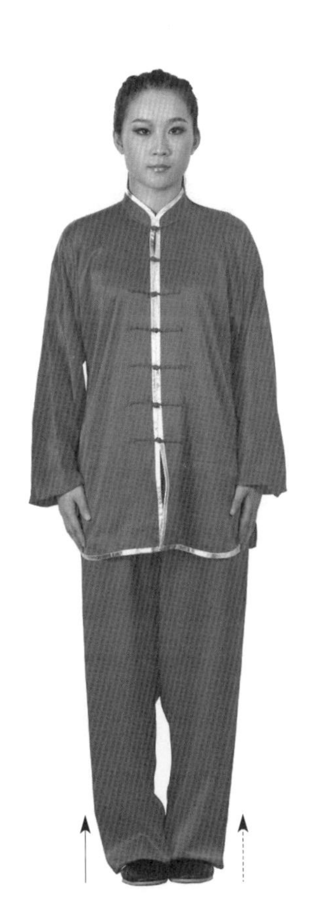

圖9–1

【練法】

1. 正身併步直立。兩臂自然下垂，兩掌貼於大腿外側，虎口向前。目視前方。（圖9–1）

2. 腳趾抓地，兩腳前掌撐地，提肛收腹，兩腳跟盡力提起，百會上頂，沉肩墜肘，掌握好平衡。動作略停，目視前方。（圖9-2、圖9-2附）

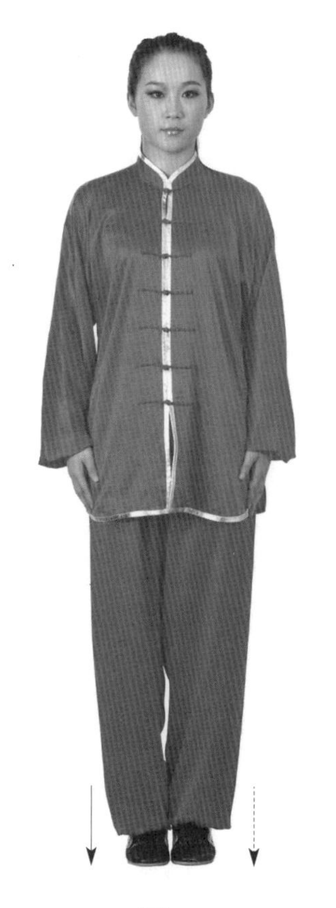

圖9-2

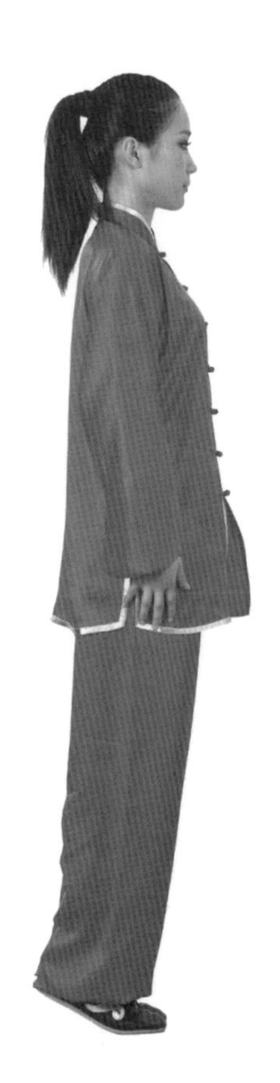

圖9-2附

3. 兩腳跟下落，放鬆肢體，輕震地面。同時，沉肩舒臂，周身放鬆。目視前方。此時要全身放鬆，上下牙齒輕輕咬合，以避免身體某一部位震動過大而產生不適應，從而由震動全身達到強身健體的效果。（圖9–3）

練習一起一落為一遍，共做7遍（也可自定次數）。

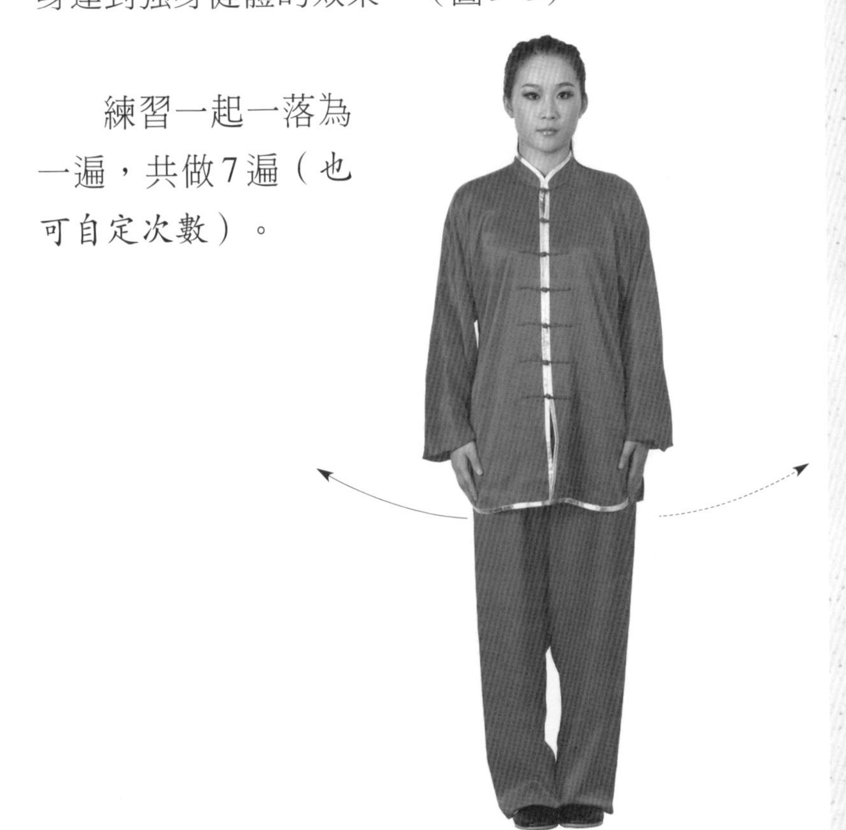

圖9–3

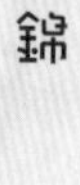

【要點】

1. 在提踵的同時，要注意將頭頂自然上領，目視前方，同時腰腹輕輕上拔，兩腳十趾要抓地。

2. 如果習練者在提踵時頭頂不向上領動，則人體會隨意晃動而導致重心不穩。

3. 如果目視下方，很容易出現向前傾倒現象。

4. 如果腰腹不輕輕上拔，則會因為腰腹部位的鬆軟，使人重心不穩，腰腹部或兩踝出現不停的晃動，不能立穩。

5. 如果兩腳十趾不抓地，足趾、腳踝鬆軟不穩，兩腳易出現上下左右或前後的搖動。

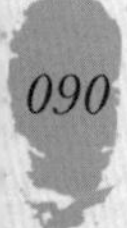

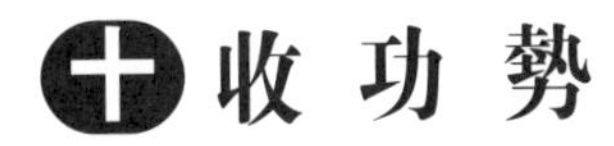

十 收功勢

【練法】

1. 兩臂內旋，向兩側擺起，與髖同高，掌心向後。目視前方。（圖10–1）

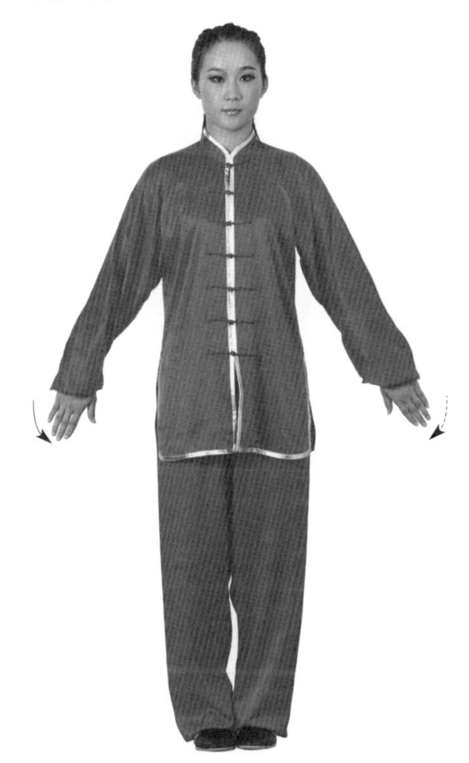

圖10–1

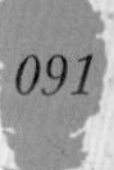

2. 兩臂屈肘，兩掌內外相疊，置於丹田處（男性左手在內，女性右手在內）。目視前方。（圖10–2、圖10–3）

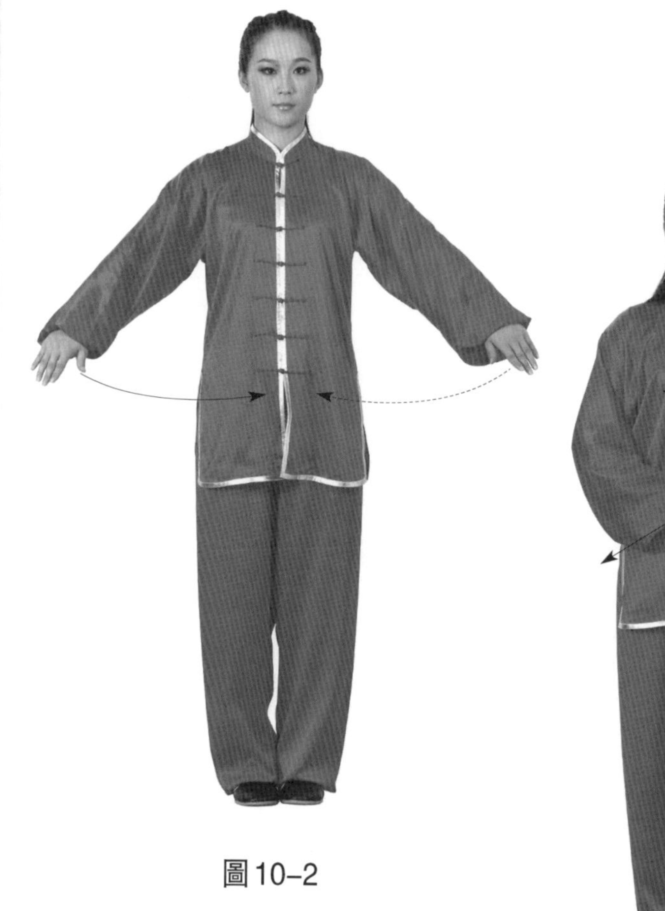

圖10–2

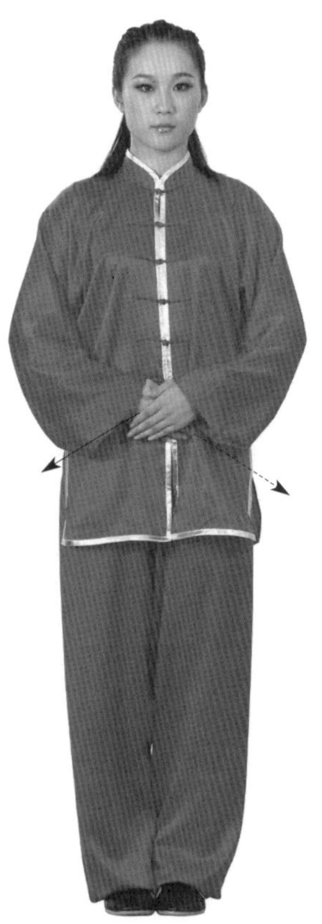

圖10–3

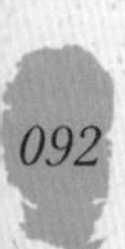

3. 停頓約10秒鐘後，兩臂自然下落，兩掌輕貼於大腿外側。同時，周身放鬆，氣沉丹田，調勻呼吸。目視前方。（圖10-4）

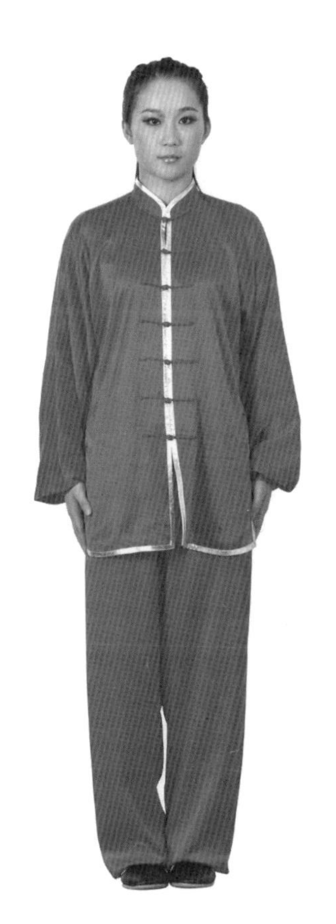

圖10-4

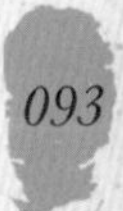

【要點】

1. 收功時要心平氣和，舉止穩重。

2. 收功後可適當做一些輕柔調理活動，如搓手、浴面等。

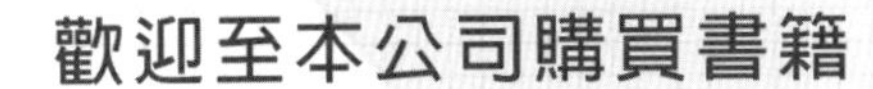

歡迎至本公司購買書籍

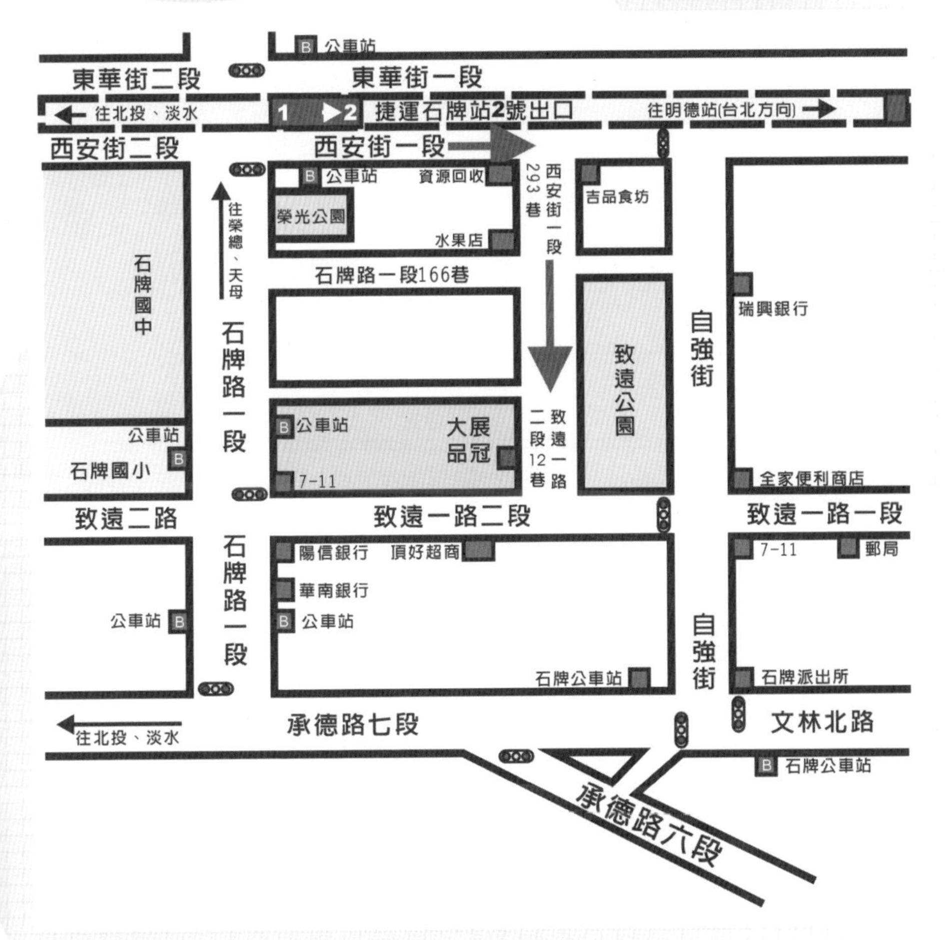

建議路線

1.搭乘捷運・公車

淡水線石牌站下車，由石牌捷運站2號出口出站(出站後靠右邊)，沿著捷運高架往台北方向走(往明德站方向)，其街名為西安街，約走100公尺(勿超過紅綠燈)，由西安街一段293巷進來(巷口有一公車站牌，站名為自強街口)，本公司位於致遠公園對面。搭公車者請於石牌站(石牌派出所)下車，走進自強街，遇致遠路口左轉，右手邊第一條巷子即為本社位置。

2.自行開車或騎車

由承德路接石牌路，看到陽信銀行右轉，此條即為致遠一路二段，在遇到自強街(紅綠燈)前的巷子(致遠公園)左轉，即可看到本公司招牌。

國家圖書館出版品預行編目資料

冠軍教您養生功　八段錦／董國興　甘泉　編著
——初版，——臺北市，大展，2017〔民106.04〕
面；21公分 ——（古代健身功法；9）
ISBN 978－986－346－157－9（平裝）
1.氣功　2.養生
413.94　　106001834

冠軍教您養生功　八段錦

編　　著／董國興　甘泉
責任編輯／何宗華
發 行 人／蔡森明
出 版 者／大展出版社有限公司
社　　址／台北市北投區（石牌）致遠一路2段12巷1號
電　　話／（02）28236031・28236033・28233123
傳　　眞／（02）28272069
郵政劃撥／01669551
網　　址／www.dah-jaan.com.tw
E-mail／service@dah-jaan.com.tw
登 記 證／局版臺業字第2171號
承 印 者／傳興印刷有限公司
裝　　訂／眾友企業公司
排 版 者／弘益電腦排版有限公司
授 權 者／安徽科學技術出版社
初版1刷／2017年（民106年）4月

定 價／200元

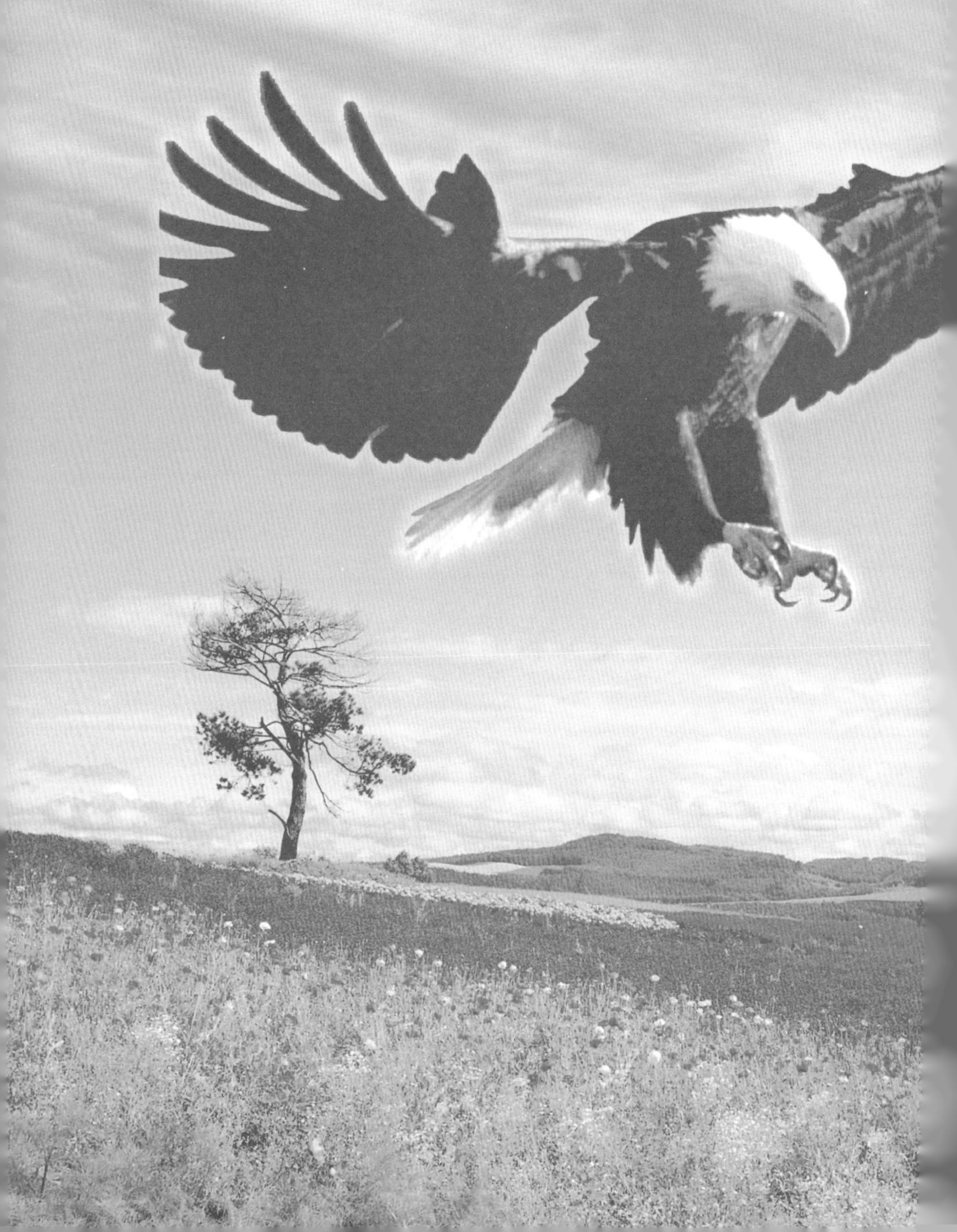

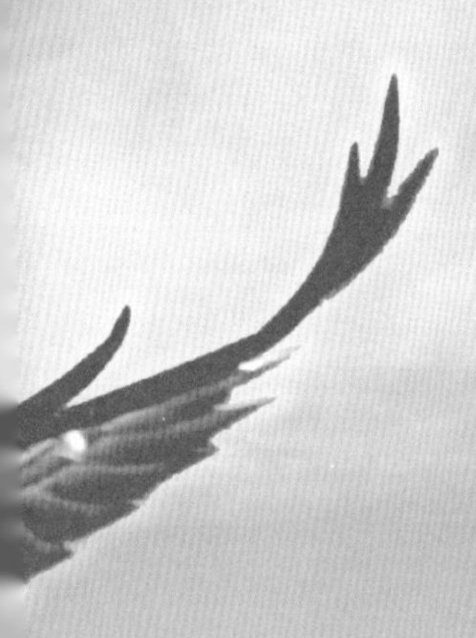